その症状、医療的トラウマの影響かも!?

ファミリーチャイルドカウンセリング＆クリニック 代表
小児がんサポートセンター Japan 理事長
阿部ゆかり

現代書林

はじめに

この本を手に取っていただけたということは、お子さんに何かしらの気になる症状があって心配になられているのかもしれませんし、「トラウマ」というワードに興味を感じていらっしゃるのかもしれませんね。

実は、私は各種トラウマケアの専門家ではありますが、自分自身がトラウマの後遺症に長く人生を支配され、生きづらさを抱えてきた人間でもあります。ヤクザな父親とうつ病の母親という両親のもとに次女として生まれ、思春期の多感な時期に、子どもながらに支えていた母親を自死で亡くしました。父はすぐに愛人と隠し子を我が家に連れてきて再婚したため、私の居場所はなくなりました。また、小学生から社会人までの間、一部の同性から排除（いじめ）されてきた経験もあります。

こうした家庭環境や社会生活以外にも、今回のテーマでもある「医療的なトラウマ」の影響を私も受けてきました。未熟児で生まれ、保育器で処置を受けるなどの記憶にない時代の影響から、感覚的に過敏になっていますし、入院生活での不快な経験や悪意のない医療ミスを受けたことにより、のちに不安障害として苦しんだ経験も持っています。

また、機能不全な家族で育ったことにより、PTSD、パニック障害、うつ病、パーソナリティ障害、不安症、依存症などなど、アダルトチルドレンとしてひと通りの心理的な症状にも見舞われました。

さらにはそれが自律神経系にも影響したことで、身体中のシステムも当然おかしくなり、自己免疫疾患のアレルギー持ちで、年がら年中、くしゃみや鼻水、喘息に悩まされ、挙句の果てにストレスから50歳で片目を失明しました。

このほかにも、大昔の怪我や日常生活で誰もが経験する転倒や落下、事故などの影響からきていた偏頭痛やギックリ腰など、身体的な症状もたくさん持っていました。

そんな私は、心理学や自律神経系の働きからみた脳神経生理学の世界に出会い、「自分の症状の説明書」を得て、国内外のたくさんの恩師のもとで自分のトラウマに向き合い、癒し、学び続けてきました。そして今では、心と身体におけるトラウマケアの専門家として、カウンセリング機関に小児科と精神科のクリニックとオーガニックカフェを併設させ、ホリスティックメディカルグループの代表として臨床に関わらせていただいています。

ボランティアでの活動を8年経てから42歳で専門家になったわけですが、この25年間で延べ1万6千人の方々のケアに携わってきました。最初は生育歴からくる心理的なトラウマの影響のみを専門に活動していましたが、多くのクライアントさんたちと関わるようになってから、心からみた身体の症状とのつながりの深さに驚き、さらには自律神経系からくる身体と心への影響の学びにも出会い、私の臨床の幅が大きく変わりました。

自律神経系の理解の深さという意味では、妊娠・出産などの周産期の時期のこと、子どもの頃の事故や怪我、些細な転倒や落下でさえも交感神経が優位になってその後の症状に影響が出ること、何年前であっても自律神経的に治療・回復が可能であることなど、たくさんの事例を見させていただき、驚くばかりです。

自律神経による人生への影響の大きさ、そして本書のテーマである医療的な処置からくる神経系との関連、日常への影響に関する理論と治療的介入に関しても、海外の恩師たちから学んだときには、本当に目から鱗でした。

今回は、この25年で出逢った力のあるクライアントさんの中の1人で、自ら小児がんの治療を耐え抜いた佐藤壮真くんの実際の手記を中心に、その他のいくつかの実例から、医療における治療や処置、そこでの人間関係を含むさまざまな体験が、その子どもの自律神経系を通して、神経生理学的な反応にどう影響し、その後の日常や人生にどのような症状として表出するかなどを詳しく見ていきたいと思います。

医療的なトラウマというのは、恐怖心を持ったまま受けた治療や検査全般に起こる可能性があり、そのような状態では、私たちは交感神経系が優位になっています。そして恐怖心が本人の許容範囲を超えて生命の危機状態に陥ってしまうと、私たち脊椎動物は生き残りをかけて何も感じないように凍りつく戦略をとる仕組みを持ち合わせています。

ですから、一見おとなしく治療や検査を受けている状態でも、その後に不眠やパニックを起こしたり、不安で泣きやすくなる、ボーッとして抑うつ傾向にあるなどの影響に深刻さをもたらしたりする可能性があるのです。

さらに医療的なトラウマには、治療や検査の行為そのもの以外に、環境、医療従事者の言葉や態度など、人的なものから受ける影響もあります。

しかし、こうした医療的なトラウマを正しく理解することで、予防として恐怖心をできるだけ少なくするために、その年齢で理解でき得る言葉や方法で事前に丁寧に説明を受けることや、自らわからないことは安心して質問できたり、保護者自体も精神的なサポートをしっかり受けられたりする環境があることで、安心して子どもをサポートできる可能性が広がります。

保護者の神経系は子どもの状態に影響するので、お互いに少しでも安定した状態でいることが治療においてはとても理想的になります。もし仮に医療的なトラウマになってしまったとしても、自律神経系の調整は可能ですし、人的なトラウマに対しては安全な場所や対応によって心理的なケアも可能になります。実際に多くのケースを見ていて、そこは確信しています。

この本では、私たち専門家の医療トラウマのケアの実例や方法だけでなく、実際に付き添いをするなど、小児がんなどのお子さんを持つ保護者の方々ができる予防的介入と応急処置的なサポートについても提示していきたいと思います。

今回の本は小児がんなどの「子どもの医療におけるトラウマの影響」を中心にしていますが、実際には小児医療に留まらず、医療全般に必要な処置などが自律神経系に影響を及ぼし、その後の人生、日常に大きく影響を与えているケースが多いこと、またそれが何年経過していても改善可能であることを知る機会になったら嬉しく思います。

この分野は専門的ではありますが、今回は一般の方が知っていると役立つ内容ですので、できるだけわかりやすく書いてみますね。

なお、この本の印税は全額、勇気を持って引き受けてくれた佐藤壮真くんの今後の人生への応援金とさせていただきます。

目次

第2章

家族への影響

第3章

神経生理学的に起こっていること

序

小児がんの治療を耐え抜いた佐藤壮真くんの手記

自分が体験したこと

佐藤 壮真

病気の始まり

病気の始まりは2015年春頃、中学1年生の時でした。最初はただの腹痛と下痢でしたが、同年12月以降にさらに増え、そこから2週間以上便秘が続き、次第に食事もとれなくなりました。腹部の激痛で2回救急車で搬送されたことがあり、検査を受けましたが、異常は認められず、2回とも浣腸のみで帰宅しました。

2016年2月、腹痛と嘔吐があり、近くの内科で胃カメラをして、大きい病院を紹介されました。そこで再度検査をすると、多発腫瘤陰影と腸重積（腫瘍が腸内を塞ぐ病気）が認められ、悪性リンパ腫の疑いで私が入院する病院へと緊急搬送されました。

この数ヶ月間で私の体重は46kgから39kgまで落ちていました。

手術から入院まで

意識が朦朧となりながらも搬送され、手術が始まりました。

私の腹腔内には硬く大きい腫瘍が5つもありました。そのうちの4個は切除して吻合し、5個目は少し危険だったらしく、抗がん剤で治療するということでした。

術後、目を覚ますと足のルート、陰茎の管、鼻管、手術の傷の痛みが同時にきて、本当に辛かったです。

意識が朦朧として、鼻管のせいで嘔吐を繰り返し、嘔吐と痛みで何も喋れなかったので、少し動かせる手で母の携帯で文字を打ち、会話をしていました。

数日経ち、管を抜くことになり、抜いた時は凄く楽になりました。

そして手術から6日後、小児科に転科し、入院することになりました。

入院中に体験したこと①

私は小児科へ移り、大部屋に入りました。数日間は何も無かったので、安静にしていました。

まだまだ絶食中でしたが、栄養に関しては栄養点滴とラコール（経腸栄養剤）を飲んでいました。私のほかにも大部屋に入院している子たちがいたのですが、その子たちは普通に食事をしていたので、本当に羨ましくて、匂いも辛かったです。

転科してから4日後、寛解導入療法が始まりました。

治療が始まる前に担当の医師から話をされ、私の病名は「骨髄肉腫（髄外に発生した幼若な骨髄系細胞による腫瘤で、悪性リンパ腫と誤診されることが多い）」という病気で、抗がん剤治療、移植が必要ということでした。

余りにも珍しすぎる病気で、骨髄肉腫の中でも私の病気パターンは数十例しかありませんでした。そして、この病気が検査から1週間程度で見つかるのは奇跡だと言われました。

何も知識がなかった当時の私は、これからどんなことが待ち受けているのか想像もつきませんでした。

入院中に体験したこと②

抗がん剤治療は寛解導入療法1・2、強化療法の3クールに分けて行われました。

私の場合、状況がかなり危険で、できるだけ早く移植をしなければならなかったので、抗がん剤治療は通常よりも短い期間で大量に、そして強い薬を使うことになり、そのために副作用も通常より強く出ることになります。

2月後半から1クール目が始まり、最初は何ともなかったですが、少し経つと腹痛と吐き気に襲われ、薬剤投与が終わるまではずっと吐いていました。吐くのが本当に苦手で嫌いだった私には、これはとても辛かったです。

次第に髪も抜けてきて、朝起きたら枕元に髪がごっそり抜け落ちていて、びっくりしたのを今でも覚えています。

入院中に体験したこと③

約1ヶ月間の1クール目の治療が終わって検査をすると、腫瘍の大部分は消え、根元の病気のほうの経過も順調だという結果が出ました。

そして、やっと食事の許可が出ました。入院してから最初の食事は、重湯と具無し味噌汁でした。食べた感想は、味がとても濃く感じて凄く美味しかったです。そこからすぐに、お粥→白米と普通の食事に戻ることができました。

4月前半に2クール目に入りました。2クール目も同じく吐き気と腹痛が酷かったです。

2クール目の途中までルート（点滴のための管）で点滴をしていたのですが、入っている場所が痛くなり、長く保たせるためにCV（中心静脈カテーテル）にしようという話になりました。全身麻酔で挿入手術をするということでした。

メリットは最後まで使えること。デメリットは合わなかったら取ることになること。炎症が出て、取るときは痛いという話を聞きました。

その話が出たときから私は嫌な予感がしていました。

入院中に体験したこと④

嫌な予感は当たってしまいました。手術後、案の定、炎症が起きてしまい、目が覚めた瞬間から痛いのはもちろんですが、そこから数日経っても痛みはおさまらず、先生たちが抜くかどうか検討している間にもどんどん痛みは酷くなっていきました。私は触られるのも怖く、痛みで動けなくなっていました。痛みで泣いたこともありました。そして結局、抜くことになりました。

CVを抜く当日のことはよく覚えています。

その1日前から私は恐怖でいっぱいでした。抜く少し前にルートを入れることになったのですが、私の血管が細く、看護師さんもそこまで上手い人ではなかったので、ルートを入れるまでに5回刺されました。何回も刺されるのは慣れていましたが、その時は痛みと恐怖で泣いてしまいました。

処置室に入り、仰向けで寝て、とりあえず最初は普通に抜くことになりました。ですが、少し引っ張ると私にとっては地獄のような痛み、言葉にするとナイフで中を刺されるような痛みがきました。耐え切れず大声で叫び、泣きました。

余りにも痛いので局所麻酔をしましたが、それでも痛みは無くならず、麻酔科の先生まで来て、局所麻酔を何回もして、ようやく抜けた時には声が枯れていました。

何分かかったのかはわかりませんでしたが、私には何時間もかかったような気持ちでした。その後、しばらくは看護師さんに少し怯えながら過ごしていました。

入院中に体験したこと⑤

そんなことがあった後、3クール目が近くなってきて、やはりルートでは長く持たないので、今度はＰＩＣＣ（腕から挿れる中心静脈カテーテル）を入れることになりました。

メリットは感染症の危険性がＣＶより低く、適切な管理ができれば最後まで問題なく使えること。デメリットは管を引っかけたりしてしまうと抜けてしまったり、詰まりやすかったりすること。

ＣＶのことがあったので心配はしていましたが、嫌な予感はしていませんでした。

ＰＩＣＣの手術は局所麻酔で行い、カテーテルが入るところを自分で見ることができました。

1度目は研修医が施術して失敗。2度目は医師が施術して成功。麻酔をしていてもかなり痛かったですが、泣くほどではありませんでした。

ここからPICCは最後まで抜けることなく、使い続けることができました。本当に良かったです。

入院中に体験したこと⑥

3クール目に入り、強化療法ということで、一番薬が強かったのもあり、私は精神的に限界を迎えていました。

私は入院前にいじめを受けていて、そこから病気が見つかり、入院という流れだったので、最初から精神的に弱っていました。そこに治療の辛さがとどめとなり、私は人が少ない、またはいないときに「死にたい」と母によく言っていたのを覚えています。

その時には病室の子たちと話すようになり、救われました。病室の子たちは全員年下で、私は前から年下の子と遊んだりするのが好きだったので、助かりました。ずっと1人だったら、どうなっていたかはわかりません。

陰嚢にせつ腫症（毛嚢及びその周囲の細菌感染症）が出て、モルヒネ（鎮痛剤）とTEIC（抗菌薬）も使ったりして、小さい問題が起きつつも、約4ヶ月の抗がん剤治療が無事に終わりました。

最後の検査でも再発などはなく、寛解ということでした。

入院中に体験したこと⑦

抗がん剤治療の3クールの間にもいろいろな検査があり、マルク（骨髄穿刺）、脊髄注射、PET検査などがありました。

マルクは身体を横に倒し、骨髄に見たことがないくらい太い針を刺すのですが、表面麻酔や局所麻酔をしても、当時の私はよく声を出さなかったなと思ったくらいには痛かったです。何回もやったので、やると言われたときは憂鬱でしたし、トラウマにもなりました。

医師が体重をかけて刺していたのですが、自分でわかるくらいに針が骨髄に入る音がしていました。あの音はされたことがある人しかわからない生々しい音でした。

脊髄注射は体育座りの状態で、さらに膝を抱えて縮こまってするのですが、局所麻酔をする時が一番痛かったです。こちらも同じく数回やったことがあります。

PET検査は放射線薬剤を投与し、全身に行き渡るように60分椅子に座って待つのですが、その際に水を渡され、薬が行き渡りやすくなるように、なるべく全部飲むように言われます。60分経った後は、検査をして終了です。

あとは、ＭＲＩやＣＴがありました。ＣＴは何も問題は無かったのですが、ＭＲＩの時、体調は良かったのにＭＲＩの音が大きすぎて吐いたことがあります。それもトラウマです。

入院中に体験したこと⑧

抗がん剤治療が終わり、血中が上がるまではＰＥＴとマルク以外は何もなく、8月になって移植の準備に入りました。

朝からいろんな科に行き、胃カメラ、耳鼻咽喉、歯、皮膚など、さまざまな検査をされました。そして私は隔離部屋へ移され、数日後の8月15日から前処置が始まりました。

前処置で行うことは、今までよりさらに大量の抗がん剤で身体の細胞を破壊し、免疫をゼロにすることです。

最初の1日目にだけ、ＴＢＩ（全身放射線照射）を行いました。その後は大量のシタラビン、その他の抗がん剤も投与。内服薬も3種類出ていました。

照射された後、すぐに症状は出ませんでしたが、少し経った後に今までの治療とは比べ物にならないほどの吐き気と腹痛が私を襲いました。何も出るものが無いのにずっと嘔吐と下痢を繰り返して、私はその間、意識が朦朧とした状態で過ごしていました。

その中でも薬は飲まなければいけないので、本当に辛かったです。

さらに原因はわかりませんが、足のムズムズで眠れず、眠剤を処方してもらってようやく少し眠れたりしたこともあります。

入院中に体験したこと⑨

22日、前処置が終わり、その日に無菌室に移されました。その翌日に移植が始まります。私の移植方法は骨髄移植ではなく、臍帯血移植という方法でした。臍帯血はへその緒の中に含まれる胎児血のことです。

メリットは、すぐに準備ができること、移植のハードルが低いこと、重度の拒絶反応が起こりにくいこと、GVHD（免疫反応）が比較的軽症なこと。

デメリットは、骨髄移植より生着までに時間がかかること（骨髄移植は平均2、3週間、臍帯血移植は平均3、4週間）、そのため感染症にかかるリスクが高いこと。

骨髄移植のほうが成功確率はかなり高いのですが、私は運悪く100％中5％の特殊な型に入ってしまっていて、先生から探しても見つかることはないだろうと言われました。

臍帯血のほうは合う人が数人いて、その中でも1人だけいい細胞を持っていたドナーで移植をすることになりました。

23日、ドナーの血液が私に投与されました。そこからさらに辛い日々が始まりました。

入院中に体験したこと⑩

前処置で終わると思った苦しみはさらに強くなり、続きました。

1日に何回吐いたかわからないくらい、ずっと吐いていました。吐き気で喋ることすらできず、毎日吐いて泣いて過ごしていました。

私に一番効く吐き気止めは、かなり時間を空けなければならず、吐き気止めが効いているとき以外は強烈な吐き気が続いていました。そのため、薬を飲んでも吐いてしまうということが何回かありました。

薬を飲んでから30分以内に吐いてしまうと飲み直しになるので、そうなってしまった時は震えながら吐かないようにまた飲んでいました。

移植中にも粘膜などの検査があり、その時は怖がりながら受けていました。

9月に入り、変わらず吐き気は続いていました。この地獄はいつまで続くのかと思っていましたが、9月14日に生着したとの報告がされました。

移植から3週間と1日が経っていました。生着とは一般的に好中球が500を超えるのが3日間続いたことを言います。その最初の日を生着日と言います。

入院中に体験したこと⑪

移植が無事に終わり、無菌室から出たときの解放感は凄かったです。しかし、経過観察をしないといけないので、退院はまだまだでした。

その後は合併症でサイトメガロウイルスを発症し、隔離されて個室で治療を受けました。他には吐き気や口内痛、胃の痛み、足のムズムズ、38度前後の発熱などがありましたが、重度の合併症は出ませんでした。何回か検査もありましたが、最後の2ヶ月は比較的平穏に過ごしていました。

そして退院の日、最後のPET検査をし、何も問題なく退院が確定しました。仲良くなった人たちから退院祝いをもらい、私の入院生活は終わりを迎えました。

2016年2月19日～11月15日。約9ヶ月間の入院生活でした。

退院後と後日談

退院後から今までの間にも、抗がん剤や移植をしたことでの影響がたくさんありました。大きいもので言うと、皮膚症状、内分泌系、帯状疱疹、治療トラウマなどです。退院できても、GVHDなどの問題とは何年、何十年と闘わなければいけません。そして、期間に差はあっても、社会から離れていたために社会復帰も大変です。

私は少しずつでも社会に戻ろうとした結果、精神病になってしまいましたが、少しずつでもまた頑張っていきます。

話は変わりますが、私は入院前から今まで、かなりの回数、危ない橋を渡っていたことを先生と母から聞かされて知りました。それは次のことです。

・検査で見つかるのが、普通だったら1ヶ月はかかるような特殊な病気だったこと。そして発見された時点でギリギリの状態だったこと
・すぐに移植を行わなければいけなかったのに、腫瘍の1つが危なかったせいで移植が遅れたこと
・私の病気を診たことがある先生は誰もいなく、受けた治療方法は一か八かで誰も成功するかわからなかったこと
・特殊な型のせいで成功確率の高いドナーが見つからず、一度失敗したら病気の状態的にもう間に合わなかったこと
・移植が成功しても治るかはわからなかったこと

私は本当に運が良かったと思います。

医療スタッフへの感想

【嬉しかった対応や言葉】

覚えている限りでは、対応に関して、普通かもしれませんが、痛い時、辛い時に手を握ってくれたり、背中をさすってくれたりしたことです。

【嫌だった対応や言葉】

対応というわけではありませんが、病棟内で長いこと自分が一番年上だったこともあり、新人看護師や研修医の練習台にされるのが多かったです。

あとは、病棟の看護師さんの採血やルートを取るときの注射があまり上手くはなかったことです。退院してからの外来での採血が上手すぎてびっくりしました。

サービスのアイディア

入院関係の助成金や制度などを説明してくれる人がいるといいと思います。私の場合は説明してくれる人がいなかったので、いろいろ損をしたことがありました。

サービスではありませんが、病院食のクオリティをもう少し上げてほしいなと思います。病院食だからという訳ではなく、単純に質が良くなく美味しくありませんでした。楽しみ

が少ない入院生活において、食の楽しみまで無くなるのは悲しいと思います
カウンセリングやセラピストの先生はいたほうがいいと思います。一番は患者さん本人のためですが、患者さんのご親族や関係者の方々にも精神的・身体的な苦痛が伴います。心労で精神病になってしまったり、介助で身体を壊してしまったりすることもあると思います。現に私の母も、私の入院がトラウマになっていました。

退院後の生活への影響

退院後、入院生活のストレスで特に精神面に異常が出てきました。私は悪夢、鬱症状、パニック障害、対人恐怖が強く出ていました。

悪夢は主に治療の夢で、毎日夜になると治療のことを思い出しては眠れなくなり、寝ても治療の悪夢を見るというのを繰り返していました。治療以外だとナイフでお腹を刺されたり、包丁で頭を切られたり、殴られたり、身体が燃えたりする夢を見ることがありました。基本的に平和な夢は見られず、痛かったり、気分が落ち込むような夢を見ていました。

鬱症状については、私はお風呂や歯を磨くなどの毎日することがなかなかできなくなっていったことから始まり、眠れずに不規則な生活になっていき、希死念慮、将来の不安、自責、自分がわからなくなるなどの症状が出ていました。

何回も死のうと思ってはやめるというのを繰り返していました。18歳の時に自動車学校に通っていた時の症状が一番酷く、途中で通うのをやめて心療内科を受診し、鬱では無いものの別の精神疾患だという診断を受けました。

パニック障害については、目眩や意識が遠くなる、動悸、冷や汗、窒息感などが出ていました。私は入院前からいじめで対人恐怖や外出が怖かったことがあって、入院を経てさらに悪化してしまいました。少し前までは、どれだけ近くても母親同伴じゃないと外出できず、外に出るとパニックの症状が出るようになっていました。

これらの症状はタッチセラピー（著者注釈：触れることで自律神経系を調節する方法）を受けてかなり良くなっていますが、まだ対人恐怖、パニック障害、軽い鬱症状は残っています。ですが、着実に無くなってきているので、施術を受け続けていけば、いつかは無くなると思います。私はこれからも通い続けようと思っています。

また、治療で長く学校に行けず、退院後もパニック障害などで学校に行けない期間が長かったので、学校の勉強の遅れはかなり大きかったです。そういったことからも、なおさら学校から気持ちが遠のいていました。勉強が遅れていることで学力面での自信もありませんでした。そんな時に、阿部先生にＷＡＩＳというＩＱ（脳力）検査を受けることを勧められたので、受けてみました。

WAIS検査の感想

私は検査を2回受けたのですが、1回目と2回目で半分くらい内容が違いました。

1回目は想像力、2回目は知識が必要な検査が多めで、同じ部分としては空間把握と暗記、計算などがありました。やった感想としてはかなり難しかったけど、面白かったです。

一番難しかったのは想像力の部分で、私は小さい頃から一から何かを考えたり、作ったりするのがずっと苦手だったので、かなり苦戦しました。

面白かったのは空間把握、暗記で、空間把握はブロックを使って指定された模様を作るのですが、元々あるのを真似して作るのは得意なほうだったので楽しかったです。

暗記に関しては言われた数字を覚えたり、覚えた数字を反対から言ったり、アルファベットが混ぜられたりで難しくはありましたが、とても面白かったです。

この検査では、治療などで学校に行けていなかったのに、IQが高いことがわかって驚きました。信じられない気持ちでしたが、自分の自信になったと思っています。具体的には、空間把握能力と短期記憶に強いということがわかりました。自分の得意なこと、苦手なことがはっきりするので、治療などで長く学校を休んで自信をなくしている人は受けてみることをお勧めします。

第1章

医療的トラウマの現実

この章では、医療的トラウマの定義や概念、
そうなるリスクや要因などとともに、
それを受けた場合に出現する症状など、
医療的トラウマ全般について解説していきます。

1 医療的トラウマとは何か

臍帯血移植など小児がんの過酷な治療に耐え、見事に克服した佐藤壮真くんの手記をお読みいただいたわけですが、この章では「医療的トラウマ」という概念について見ていきましょう。

「医療的トラウマ」の代表的な専門家としては、ザビエル大学カウンセリング学部准教授であり、オハイオ州デイトンにあるホーソン・インテグレイティブLLCの専門臨床カウンセラー兼ヘルスケア・コンサルタントでもある、ミシェル・フラウム・ホール博士（1974年生まれ）が挙げられます。そのホール博士は、医療トラウマの定義自体がまだ発展途上であると述べています。

実際、日本ではまだ医療トラウマ関連の書籍は出版されておらず、私のこの本が初めてとなるようですから、特に日本においては新しい分野と言えます。

定義が発展途上である中、ホール博士は現段階での医療トラウマを以下のように定義しています。

「医療トラウマとは、セッティングされた医療プログラムに直接接することから起き、患者とスタッフ、医療環境、診断、治療体験のすべての複雑な関わり合いから発展していく。その出来事に対する患者独自の解釈により、強力な心理的影響を及ぼす可能性がある」

さらには、このようにも言っています。

「トラウマにはレベルがあることも理解すること。医療的トラウマの心理学的な影響は、臨床的な障害や副次的な危機があり、人生のすべての分野に影響を与えている」

また、ケンタッキー小児病院勤務の小児科心理学者であるメイガンとメリッサの研究では、子どもの医療的トラウマを次のように説いています。

「苦痛、怪我、深刻な病気、病院での侵入的治療、怖い治療を受けたときに起こる心理的、身体的反応で、本人と家族などに起こる症状そのもの、治療副作用に関するたくさんの医療的症状を持つこと」

その上、メイガンとメリッサは次のようにも言っています。

「こういった医療行為を子どもがどう思うかが身体の反応に影響する。また他の家族もそれぞれの感じ方で身体的、心理的に同じように影響を受け、トラウマを受けた子どもと同じ反応を示す」

「何が医療トラウマを引き起こすのか、答えはまだ出ていないが、わかっているのは、子ども、家族が新しい診断、進行治療が怖くなったときに医療トラウマ反応が高まるということ。驚くことにその人が深刻な医療的症状を持っているかは関係がなく、医療的な体験を持つ全員が医療トラウマを持っている可能性があり、治療がルーティンで行われていること、小児科で注射を打つというようなことでも医療トラウマにつながる可能性がある。いつトラウマが起きるかは、とても怖い診断が下されたとき、治療で嫌な体験をした後など、わかりやすいときもあるだろうが、ただこっそりと忍び寄るように蓄積していき、突然圧倒感を受けるということもある」

さらに、フィラデルフィア子ども病院や全米子どもの心的外傷ストレス・ネットワーク機関らが作成している「医療従事者向け包括ガイド」（以下、フィラデルフィア子ども病院などがまとめたガイド）には、ＰＭＴＳ（Pediatric Medical Traumatic Stress＝小児医療における外傷性ストレス）についてさまざまな情報がまとめられています。その中には以下のように書かれています。

「生命を脅かすような病気や怪我、痛みを伴う医療処置の後、多くの病気や怪我をした子どもたちやその家族（最大80％）が何らかの心的外傷ストレス反応を経験する」

ここで言う心的外傷というのは、医療においてのトラウマティックな反応のことを指します。ホール博士の医療トラウマの研究もメイガンとメリッサの子どもの医療トラウマの研究も、フィラデルフィア子ども病院などがまとめたガイドも非常にわかりやすくまとめられていますが、すべてに共通していることは、「たくさんの要素が組み合わさって医療的トラウマは起きる」という部分と、「日常のさまざまな側面に影響を及ぼす」という部分です。

医療的トラウマの定義を見ることで、いかに身近に溢れているかがわかると思います。

2 医療的トラウマになりやすい個人のリスク要因

ここまで「医療的トラウマとは何か」について見てきましたが、次は「医療的トラウマになりやすいリスク要因」を見ていきましょう。まずはメイガンとメリッサが個人の要因として以下を挙げています。

①本人が医療的なものに命を脅かされていると感じている
②過去にトラウマ的なことに晒されたことがある
③家族やコミュニティからの支援がない
④本人が回避的
⑤一定の対処タイプを使っている人

⑥女性（トラウマは女性のほうがリスクが高いと研究でわかっている）
⑦医療的なことの前に感情的な健康がない人

女性のほうがリスクが高いという研究があるのですね。この研究については私自身がまだ研究内容を読めていないのですが、どういった要素がそうなのか、とても興味深いです。

次は、フィラデルフィア子ども病院などがまとめたガイドにあった、医療的なトラウマの影響が長期化する個人のリスク要因です。

・早期から重度の心的外傷ストレス反応を経験している
・より強い痛みを経験している
・病院で怖い光景や音に晒されている
・以前に心的外傷を受けたことがある
・以前に行動的または感情的な問題があった
・肯定的なピアサポートがない

心的外傷というのはトラウマのことですから、その医療行為を受ける前に「トラウマになるようなことを経験している」と言い換えることもできるでしょう。心的外傷やトラウマと聞くと大袈裟に聞こえる人もいるかもしれませんが、実際はごく身近なことでもあるのです。このあたりはあとの章で詳しく書きますね。

3 医療的トラウマの4つの要因

医療的トラウマの個人的なリスク要因を紹介してきましたが、次はホール博士が掲げる「医療的トラウマの4つの要因」について解説していきます。彼は、医療的トラウマには次の4つの要因すべてに関連があるとしています。

・患者自身の要因
・診断と処置の要因
・医療スタッフ側の要因
・環境の要因

ここではホール博士の著書に基づいて補足説明していきますね。

「患者自身の要因」について

患者自身の要因というのは、同じ疾患にかかって同じような治療を受けても、トラウマ反応の程度には個人差があると考えるとわかりやすいかもしれません。

次に挙げるのは、ホール博士による「医療的トラウマになるリスクが高い患者側の特徴」です。

・脱文脈化（文と文のつながりから意味を理解せず、言葉だけに注目してしまう）
・神経症的なところがある
・柔軟性が少ない
・批判傾向が強い
・注意深くなれない
・対処法スキルが少ない
・認知的な歪みがある
・不健全な行動パターンがある
・良くない食生活

・運動しない習慣
・管理できないライフスタイル
・これまでのトラウマ経験がある
・昔の医療体験がすでにネガティブなものになっている
・不安や恐れのレベルが高い
・サポートシステムがない
・他人からの疎外感を持ちやすい
・精神的な健康の問題がある

前項で示したメイガンとメリッサの研究とフィラデルフィア子ども病院などがまとめたガイドからの個人のリスク要因、そしてここにあるホール博士の研究による患者側の特徴をご覧になって気づく方がいるかもしれませんが、私はこの特徴を見て、日頃から私が臨床で関わっている多くのクライアントさんたちの特徴そのものだと感じました（以前の私もですが……）。

私が日頃臨床でお会いする多くはＡＣ（アダルトチルドレン）の方々ですので、乱暴な言い方をすると、「医療的なトラウマになる個人的リスクが高い特徴」と、私の専門分野の1つでもある「AC（アダルトチルドレン）の特徴」は共通していると思われます。

そして、最近注目されている研究を参考にすると、「ACE（逆境的小児期体験）を生き延びた可能性もある」ということが言え、他の表現をするとしたら、「機能不全な家族の中で育った可能性もある」とも言えるでしょう。

今は亡き心理学者であった西尾和美氏の機能不全家族の著書には、「日本もアメリカも何らかの機能不全な家族は全体の80％」とも書かれているので、「80％は治療前に医療的トラウマになるリスクを持っている」とも言い換えられそうです。

この80％には興味深い共通点があるのですが、先に紹介したフィラデルフィア子ども病院などがまとめたガイドの中で、「生命を脅かすような病気や怪我、痛みを伴う医療処置の後、多くの病気や怪我をした子どもたちやその家族（最大80％）が何らかの心的外傷ストレス反応を経験する」と説いていると言いました。

偶然ですが、この一致は興味深いですし、かなり高い確率ですよね。見方を変えると、医療的トラウマになり得るリスクを多くの方がもともと持っている可能性があるということでしょうね。どうりで、小児がん領域に留まらず、私の日々の臨床の仕事の中で、本人の自覚はなくとも、医療的トラウマの影響から日常に支障をきたしている方々がこれだけたくさんいるわけです。

ここでもう1つ、こういった環境で育った子どもたちはメンタルがおかしいから医療的なトラウマになるのではなく、脳そのものに違いが出ていることも関係しているという裏付けになることを紹介したいと思います。

脳科学者・小児精神科医である友田明美先生は、いわゆる虐待があるような環境のことを「不適切な養育（マルトリートメント）」と表現して啓蒙活動をしています。

虐待と聞くと、一般的には出血とか命に関わるかなり深刻な印象を受けると思うのですが、マルトリートメントは、**「親がそんなつもりはなくても、子どもの心身の健康に不適切なもの」をすべて**含んでいて、本当の意味での子どもへの影響が理解しやすいものになっていると感じています。

友田先生は、こういったマルトリートメントを受けた子どもたちの脳を科学的に調べ、研究しています。そして、マルトリートメントは以下の4つに分けられるので、私のところに来る方々の経験をもとに少し例を挙げます。

- **精神的なマルトリートメント**……暴言、嫌味、いじめ、からかい、親が一方的に進路を決める、愚痴を聞かせる、幼い頃から家事や育児を過度にさせるなど

・**身体的なマルトリートメント**……蹴る、叩く、つねる、引っ掻く、押す、投げる、ぶつける、叩くふりをして手を振り上げるなど

・**ネグレクト**………………食事を与えない、お風呂や散髪など身の回りのケアを怠る、留守番が多いなど

・**性的なマルトリートメント**……卑猥な言葉をかける、お風呂場を覗く、脱衣場がオープンである、勝手に身体を触る、性的な目で見る、性的な相手を強制するなど

友田先生の研究では、これら4つのマルトリートメントで、それぞれに影響を与える脳の箇所が違っていて、収縮している、または肥大しているなどの「脳の変形」が起こっていることを突き止めています。

これらの現状から見ると、医療を受ける段階で、すでにマルトリートメントを受けていると、脳に違いがあるのですから、同じ医療行為を受けてもトラウマになるかならないかは、すでに差があって当然とも言えると思います。

各脳の部位に関してはここでは割愛しますが、友田明美先生が一般の方にもわかりやすくいくつかの著書をお出しになっているので、ぜひ読んでいただけたらと思います。

では折角ですので、先ほどのACE（逆境的小児期体験）の研究について、1998年アメリカ在住の医師であるヴィンセント・フェリッティらの研究による「ACEstudy」から抜粋していきます。「逆境的」というのは「心的外傷になり得る環境」のことを指し、次の質問項目によって研究しているので、紹介します。

逆境的小児期体験の質問項目

あなたが成長している間、人生の最初の18年間で以下のような体験はありましたか？「はい」か「いいえ」で答えてください。

1　親または家庭内の他の大人は、しばしば、または非常に頻繁に、あなたに悪態をついたり、侮辱したり、貶めたり、屈辱を与えたりしましたか？
またはあなたが身体的に傷つけられるかもしれないと恐れるような行動をしましたか？

【はい・いいえ】

2　親または家庭内の他の大人は、しばしば、または非常に頻繁に、押したり、つかんだり、叩いたり、何かを投げつけたりしましたか？
または、跡が残ったり、怪我をするほど強く殴られたことがありますか？
［はい・いいえ］

3　あなたより5歳以上年上の人または大人に、性的な方法で触れられたりしましたか？
または、口腔性交、肛門性交、膣性交をされそうになりましたか？
あるいは、実際にしましたか？
［はい・いいえ］

4　あなたはしばしば、あるいは非常にしばしば、次のように感じましたか？
家族の誰もあなたを愛していない、または、あなたが重要で特別な存在だと思っていない
あるいは、あなたの家族はお互いに気を配ったり、親しみを感じたり、支え合っ

たりしませんでしたか？

［はい・いいえ］

5　あなたはしばしば、あるいは非常にしばしば、次のように感じましたか？
十分な食事がなく、汚れた服を着なければならなかった
または、あなたの両親は酔っ払っていたり、ラリっていたりして、あなたの面倒を見たり、必要なときに医者に連れて行ったりすることができませんでしたか？

［はい・いいえ］

6　あなたの両親は別居または離婚をしたことがありますか？

［はい・いいえ］

7　あなたの母親または継母に、しばしば、または非常に頻繁に、押されたり、つかまれたり、叩かれたり、何かを投げつけられたりしましたか？
または、ときどき、しばしば、または非常に頻繁に、蹴られたり、噛まれたり、拳で殴られたり、硬いもので殴られたりしましたか？

あるいは、少なくとも数分間、繰り返し殴られたり、銃やナイフで脅されたりしたことがありますか？

［はい・いいえ］

8 問題飲酒者、アルコール依存症患者、または、ストリートドラッグ使用者と同居していましたか？

［はい・いいえ］

9 世帯の誰かがうつ病、または、精神病でしたか？　あるいは、自殺未遂をしましたか？

［はい・いいえ］

10 世帯員が刑務所に行ったことがありますか？

［はい・いいえ］

カリフォルニア外科医臨床諮問委員会「逆境的小児期体験質問表改訂版」より

「はい」の数がゼロの場合は当てはまりませんが、「はい」の数が１つでもある場合、それがそのまま逆境的小児期体験のスコア・度合いとなります。

さらにこの研究では、小児期に逆境的体験が多いほど、人は社会的，情動的，認知的な問題を抱える可能性が高まり，その結果として喫煙，暴飲暴食の生活習慣の乱れや，薬物依存などの危険行動が増加し、疾病罹患や事故、犯罪による社会不適応をきたして、早世(early death)の可能性を高めてしまうことについて触れ、フェリッティらは逆境的小児期体験が健康や寿命に影響を及ぼすとしたのです。

健康に影響を及ぼすというのですから、当然医療に関わる機会があるとも言えますよね？　小児期の環境がその後の人生に影響するのは当然ですが、何かしらの疾患になって医療的な治療が必須で、その上またその医療行為でトラウマになってしまうというのは、なんと皮肉なことでしょう。トラウマの重なり状態ですよね。逆境的小児期体験を生き延びた私としては、この事実を知ってじっとしてはいられません。

子どもが疾患になると親自身もトラウマティックな状況ですから、親のほうがACだったり、機能不全家族で育っていたりで、逆境的小児期体験を持っている可能性も高いわけですから、そうなると本当に大変な状況です。

環境によるストレスが、私たちの身体にある自律神経システムにどのように影響して、その影響がどう身体の不調に結びつくのかが今はわかるので、深く納得させられます。このあたりは第3章で詳しく書きます。

「診断と処置の要因」について

皆さんは、診断で小児**がん告知を受けること自体がトラウマになる**ということをご存知でしょうか？

がんという告知は命を脅かす診断であり、この告知によりその後の人生に深く影響を及ぼすことは想像に難くないでしょう。小児がんに限らず、我が子が入院や苦痛を伴う治療を受ける疾患であると告げられる際の保護者のストレスは計り知れないものがあります。

妊娠期間と出産を考えると、母親にとっては自分の身体の一部、さらに言うと我が子は肉片の一部という表現もできますから、そんな我が子が小児がんと診断されるなんて、どれだけショックか考えてみてもわかるでしょう。

私は小児がんのお子さんを持つ家族のサポートも行っていますので、ホール博士の言う「診断・告知というトラウマ」をこれまでも数多く扱ってきています。ご両親、特に母親は「なぜ、うちの子なの？」「何か悪いことしたの？」「どうして？」という行き場のない思いを私の前で安全に語ることができています。安全に語れるというのは、「そのままを受け止めてもらえること」が必須です。

一般的にこのような行き場のない、答えのない、切ない問いや思いを語ると、たいていは励まされてしまいます。相手に悪気はないのですが、こういった辛い思いを聞くと、相手は耐えられなくなって、こちらの気持ちを良い方向へ変えようとしてしまうのです。

これは本当に悪気があるわけではないのですが、その気持ちのままに寄り添ってもらえておらず、「そんなことを思うのは間違い。前向きにいなさい」と言われているようなものですから、「安全」とは言えないのです。

アメリカの精神科医であるキューブラ・ロスは、「深い悲しみのプロセス（過程）は、否認、怒り、取り引き、抑うつ、受容という5つの感情的段階を経て進行する」と説いています。なので、診断・告知を受けた後に、こういった思いを感じるのは、大切なプロセス（過程）の一部なのです。

私のところには、加害者がいる事故や自死で大切な人を突然亡くした人、可愛い我が子を亡くした人など、到底その死を受け入れることが難しいケースの方々もいらっしゃいますが、一生受け入れが難しいような内容であっても、人はさまざまなプロセスを経て気持ちが変化していくのです。

これこそがレジリエンス、その方々の持つ力なのです。人によっては数年かかることも当然ありますが、その数年の中で、これらのプロセスを行ったり来たりすることを自分も周りにも安全に許容されることでたどり着けるものでもあるのです。

ですから、**否定されたり、頼まれもしない余計なアドバイスを受けたり、辛い気持ちを受け止められずに励まされてしまうことなく、このプロセスは安全に尊重される必要があります。**

次に処置による要因ですが、医療処置は全般的に苦痛を伴いますよね。子どもにとっては特にそうだと思うので、「医療処置＝苦痛を伴う」となれば、当然処置そのものがトラウマになる可能性が高いのは自然なことです。

実際に日本の小児科医療の中では、怖がって抵抗する子どもを保護者から無理やり引き離し、複数人の大人が押さえつけて医療行為を行うなどは日常茶飯事でしょう。安全を維持するためには仕方がないとは思いますが、これでは、**引き離され、数人に押さえつけられた子どもは、レイプと似たような神経系の状態になってしまいます。**

このことについては、後半に詳しく書きます。メイガンとメリッサの子どもの医療的トラウマの研究では、**「子どもが怖い思いをしたら、医療的トラウマになり得る」**と言っています。「怖い思いをすることの自律神経システムからみる脳神経生理学的な知識」も非常に重要で役立ちますので、あとでここも詳しく説明します。

また医療行為の中でも、予想していなかった命を脅かす医療体験というものもあります。それは緊急医療のことで、おそらくこれが明らかにトラウマ的な反応を引き起こす医療の出来事と言えるかもしれません。一刻を争うわけですから、スピード重視の緊急対応が余儀なくされます。事故や手術を要する緊急事態であり、死に瀕することを本人もどこかで感じているし、緊急対応を受けていることがどこかで認識できているからです。

これらは非常に苦痛を強いられる処置であり、本人、家族、医療スタッフにとってもトラウマになると考えられています。

こういった出来事が起き、誰の目にもトラウマになり得るだろうと予測できてはいても、その後に患者が心的なケアやサポートを受けられるという環境にはまだなっていないのが今の日本の現状ですし、医療行為でトラウマになって、その後の日常生活に影響が出ているのだということに気づく方がまだ少ないのです。

「知識は力なり」です。この本をすでに手に取っていらっしゃるのですから、知らない人にぜひ情報として伝えてあげてください。この本の表紙にあるような身近な症状の背景には、医療的なトラウマが隠れている可能性があって、適切なケアをすると症状が消失したり、緩和したりすることがあるのです。

「医療スタッフ側の要因」について

ホール博士は医療トラウマの研究の中で、「医療として提供するクオリティには、スタッフメンバーの個々人の性格や特徴、コミュニケーション、ストレスレベル、そしてチーム同士の協力が影響する」としています。そして、「医療スタッフが患者やスタッフとの関係において共感力を持ち、それらを効率的に使って関係性を維持できるか、スタッフ同士および患者との円滑なコミュニケーションが取れているかは重要である」としています。

どのようなことであっても、人間関係の中で最も大事なのは信頼関係ですし、人間関係には当然コミュニケーションが非常に大事な要素になってきますよね。実際、この仕事をしていると、ドクターや医療スタッフから受けた言葉や態度がトラウマになっているというケースが非常に多いのも事実です。

ドクターから性的な被害を受けたケースや、レイプまがいの被害を別の医師に相談したときに「忘れなさい」と言われてしまったり、疾患で苦しいときにドクターに怒鳴られたり、医療スタッフがイライラしていて乱暴な対応をされたりなどのケースもあります。

ドクターやナースも人間ですので、時にはこんなことも起こってしまうのだと思いますが、日常的に不機嫌だったり、発する言葉や態度がハラスメント領域になっているのはよく聞きます。こういった経験がトラウマになっているケースというのも多くあります。

ただ、逆もまた然りで、患者側がひどい悪態のケースもありますから、一概にどちらが良いか悪いかの議論は無意味であって、それこそケースバイケースなのですが、ここでは医療スタッフによる医療的なトラウマという事実があることを書かせていただきます。

医療的トラウマの研究の中には、「医療スタッフ同士のチームワークも提供する医療に影響を与える」とされているのもあります。医療スタッフ同士が険悪であることや、目の前で上下関係でのハラスメント的な場面に遭遇してしまうなど、自律神経系的には目撃も影響を与えますので、患者側に影響があって当然ですし、医療側の人間関係やコミュニケーションの質によって、提供する医療の質に影響が出るのは当然だと思います。ですから、やはり医療スタッフ側の要因も重要な要素になります。

ドイツ在住の医師で、日本でも医療トラウマの講義を行ったウルリッヒ博士の研修で、医療スタッフ、特にドクターがどうだったかの質問事項があるので挙げてみます。


「ドクターはあなたに〜」
・安心感を与えてくれたか

・自分の話をさせてくれたか
・本当に話を聞いてくれたか
・一人の人間としてあなたに興味を持ってくれたか
・あなたの懸念を完全に理解してくれたか
・気遣いと思いやりを示してくれたか
・前向きであったか
・物事を明確に説明してくれたか
・自分でコントロールできるように手助けしてくれたか
・一緒に行動計画を立ててくれたか

「2019年12月医療トラウマ研修資料」より

いかがですか？　日本の医療システムはまるで家父長制度みたいなので、その中でこのような対応ができるドクターは少ないのが現状でしょう。

ドクターだけの問題ではなく、医師のような権威に対して崇拝する傾向があるのも日本の問題の1つでしょう。

実際にドクターは非常に秀でた学力・頭脳を持っています。しかし、それと同時に、多くは本当になりたくてドクターになった人が少ないのもまた事実でしょう。親が医師であって自然にそうなった人や、頭脳レベルが高くて他の職業の選択肢がなかった人、親の無言の圧力でそうなった人など、なりたくてなっていない職業に就いていると、人間ですからモチベーションが下がっていても不思議ではないと思います。それに加えて、患者側からも手に追えない非常識な訴えがありますしね。

医師といえども人間ですからね。私のもとを訪れる心理面に認識の高いドクターたちは、自分がなりたくてなったわけではない事実に気づき、認めることができている方が多いです。私自身もそういった姿勢を尊敬しています。

さらに別の視点で、ホール博士は医療ナルシシズムについても書かれていました。「一般的に言われるナルシシズムよりもドクターはナルシスト傾向が強く、人の意見を聴かない、自分が正しいので、自分の指示が絶対的であるという傾向が見られる」とのことでした。

優秀なドクターにこんなことは怖くて言えないですが、「確かに……」と感じています。とはいえ、ドクターの中には私たちと同様に、逆境的小児期体験を生き残った方々も多いのですから、先ほどのようなナルシシズムは持っていて当然と個人的には思います。

話を戻しますが、ドクター自身が自分のストレスに対しての対応スタイルはどうか、また医療ミスが起こった際にどうやって対応するか、どのような信念を持っているか、患者さんの自立性と能力を信じて尊重し、患者さん中心の医療ができるかは大切だとホール博士の著書にありました。

こうしたことは、ドクター以外の医療スタッフにも同様に言えることだと思います。ナースの中にも優しくて的確で患者さんに人気の人もいれば、病室に入ってきた途端に患者側のテンションを下げる不人気なナースさんもいますからね。

医療行為そのものだけではなく、コミュニケーションや生き様なども関係ありますよね。実際、私たちは言葉によるものは全体情報の7％に過ぎず、残りの93％は非言語なもので情報を発していますからね。

「環境の要因」について

医療的なトラウマには、病院の環境そのものや、救急医療における救命最優先の状況(女性が男性医療関係者の前で丸裸にさせられるなど)、あるいは集中治療室の環境、病院におけるプライバシーの問題なども関係してきます。

カーテンだけで仕切られて診断内容が筒抜けだったり、処置しているところがオープンにされていたり、中には婦人科で診療台に乗って足を広げているときに、許可なく異性の研修医数人が見て研修しているなんていうこともあったりします。

カーテンで顔が見えないからプライバシーは守られていると思われるかもしれませんし、医療従事者の教育学習として必要なことなのはわかりますが、この状況が性的なトラウマと酷似していることはわかりますよね？

医療的な行為と性的被害とは共通点があることがわかっています。この件についてもあとで詳しく書きます。

他には医療環境の色使いや匂いなどが患者さんのストレスを引き起こすようなものもあります。入院生活では相部屋であることがほとんどですし、そうなると赤の他人と生活するのですから、ストレス環境であるのは当然だと思うので、医療的トラウマの要因の1つに挙げられているのも納得します。

環境の中には病院内の外的環境のみならず、家族関係も環境に含まれますね。入院中、子どもの両親の仲が険悪だったり、医療スタッフとの関係が悪かったりすることや、頼れる他のメンバーがいなくて付き添いの交代ができないなども影響がありますね。

さて、ここまで医療的トラウマの個人的なリスク要因とホール博士による医療的トラウマの4つの要因について見てきました。

では次に、3歳以降に発達する言葉による記憶を司る「海馬」が未発達のときに、言葉によらない記憶もなされる「扁桃体」が関係している、胎児期および出産時の医療的な経験がその後に影響することに関して見ていきましょう。

4 胎児期・出産時の影響

扁桃体

胎児期や出産時の影響を見ていくために、脅威が迫ったときの神経システムにおける扁桃体について、一般の方にも少しわかりやすく説明したいと思います。

私たちの扁桃体の記憶は、海馬のように言語による説明ができるような「かくかくしかじかでこうなった」的な詳細な記憶ではなく、情動や感情など強く反応したものが中心となっています。主な感情としては、恐怖、怒り、不安、緊張など、感覚的にも強く反応するようなものが多いです。

また扁桃体の記憶には、**その物事の詳細ではなく、それが「自身の身に危険かどうか」を瞬時に判定して神経システムに信号を送る役割があります。ですから、正確さや詳細と**

いうよりもスピード重視となります。

例えるなら、お城の「見張り番」と言えるでしょう。高い所で見張りをしていても、不審なものが遠くに見えたときに、のんびりと近くに来るまで待って、それが何かを確かめてから王様や殿様に連絡していたら、「逃げる」のも「闘う」のも間に合いませんよね。やはり、いち早く察知することが大事になります。

ここで言う「逃げる」ことと「闘う」ことは、お城の話だけではなく、私たち人間も含む脊椎動物に組み込まれた、生存するために必要な神経系のシステムなのです。このあたりはまたあとの章で詳しく説明していきます。

話を戻すと、海馬が言語を習得する3歳以降から発達するのに対して、この扁桃体は胎児期から発達しています。自分の身を守るためにスピード重視ですし、言語によらない情動や感覚の記憶ですので、色や匂い、雰囲気、季節感、身体の感覚的なものなど、アバウトな記憶の仕方になります。

また言語によらない記憶でもあるので、言語の習得がまだのときの記憶として、説明はできないけれど、何となくの感覚的なものが含まれます。さらには、記憶がなくても、身体が覚えているというようなことが本当にあるのです。

実際にこの胎児期、出産時の医療的なトラウマによる影響は、私自身が驚いています。

言語によらない記憶ですので、症状との因果関係もはっきりしない上に、セラピーで扱った後の変化も抽象的なものとなるため、エビデンスが取れずに私たち専門家は悶々とするばかりです。

しかし、私たちにとっては、クライアントさんたちが実際に良い方向に変化していることがすべてなので、それはそれで良いと思っています。つい証明したい衝動に駆られますが、そもそも目に見えない症状の変化は、理論的なエビデンスを取るのが難しいのです。

さて、これから書くことを読んで、この情報を知った当時の私のように、皆さんもショックを受けてしまうかもしれませんが、大事なことなので、紹介したいと思います。

胎児期や出産時に医療的なトラウマになり得ることにはどんなものがあるかと言うと、まず母体側として、出産前の母体への麻酔、母体への手術、母体への薬剤投与、母体自身の医療関係者から受けたトラウマ、切迫流産などの処置、人工授精処置、産婦人科検査台でのトラウマ、母体の緊急入院、母体への緊急医療処置などです。

そして子ども側としては、胎児仮死出産、臍帯巻き出産、鉗子分娩、吸引分娩、逆子分娩、難産、帝王切開、無痛分娩、促進剤投与分娩、保育器に入ること、２４００グラム以下の未熟児出生、新生児検査、新生児手術などがあります。

日本の産婦人科では、ごく普通の日常的なことで、当たり前のようになされているものも中にはありますよね。実際、私も息子が逆子で、帝王切開で産んでいますし、出産予定日より約1ヶ月早く破水してしまったので、緊急オペとなるなど、いろいろ大変なことがありました。

では、こういった胎児期や出産時のことが扁桃体の記憶とどう関係があるのかは、わかりますか？　先ほど説明させていただいた通り、扁桃体は3歳以降に発達する海馬と違って、胎児期から機能していますし、この時期は言葉を持たない感覚的なものなので、胎児期、出産時の体験も感覚として記憶していると考えるのが妥当だと思います。

ですので、本人にははっきりとした記憶はないですが、首に何かが当たると苦しくて、首が詰まったデザインの服が苦手だとか、いつも喉のあたりに違和感があってスッキリしない、集中力が保てずじっとしていられないといった子どもが、実は臍帯巻きで臍の緒が首に巻かれて生まれてきていたという事例があります。

また、慢性頭痛で抑うつ傾向にあり、結果的に不適応で休学したという子どもが、胎児仮死出産だったという事例や、感覚が繊細すぎて、味や匂いはもちろん、人間関係でも過敏に反応してしまい、集団生活が疲れるために不登校になった子どもが、乳児期のオペ経験者だった事例などなど、医療的な経験がトラウマとなって日常生活に影響が出ている事例はたくさんあるのです。

そしてさらには、このことに気づいて適切な治療的な介入をすることで、復学や復職をしたり、外に出られるようになったり、電車に乗れるようになったりなど、日常生活に良い変化が見られることが山ほどあります。

HPA軸

お城の見張り番でもある扁桃体の役割として、身体に緊急事態が起きた際に信号を送ると、次に働く神経システムとして「HPA軸」(視床下部→下垂体→副腎軸)という回路があります。

これは緊急事態に対して、必要なホルモンの分泌など、身体を適応させていくためのものです。その1つの働きを知る上で役に立つのが「火事場の馬鹿力」という言葉です。皆さんも聞いたことがありますよね?

これは目の前に脅威が起こり、扁桃体が発令してHPA軸が働き、交感神経が優位になって、生命維持のための臨戦モード(活性化)に入ることで、「逃げる」か「闘う」かのために分泌されるアドレナリンが関与して、通常では考えられないような力が瞬時に出て行動してしまう状態を言います。

古い漫画ですが、ほうれん草を食べたらマッチョになるポパイみたいな感じでしょうか

（年齢がバレますね）。私たちの神経システムには、このポパイが内蔵されているのです！　このポパイで瞬時にチャージされた、逃げるか、闘うかに使うためのエネルギーは、実際に消費される必要があるのです。

しかし、胎児期や出産時の赤ちゃんにとっては、脅威になる出来事があっても、逃げることも闘うこともできないというのが、ここで大事なってくる概念です。

グローバル・ハイ

胎児期、出産時の赤ちゃんの身に脅威が起こって臨戦モードのエネルギー（活性化）が準備されても、実際は逃げることも闘うこともできないならば、そのエネルギーはどうなってしまうのかは興味深いですよね。

胎児や乳幼児は、効果的に自分をなだめる神経系が未発達なので、高いレベルのこういった臨戦モード（活性化）に対して対処する生理的な手段をまだ持っていません。そのため、脊椎動物としての最終手段としては、このエネルギーを囲い込もうとすると言われています。

この状態は、胎児や乳幼児にとっても中枢神経系全体の膨大な刺激と覚醒を伴うので、身体全体の生理機能のすべてに影響を及ぼします。言語を持たなくとも、すでに神経系上では圧倒されたこの状態を「グローバル・ハイ」と呼び、多くの場合は、内臓、皮膚、眼、脊椎などに高い緊張状態を伴うと言われています。

過敏・繊細・HSP

先述のような神経状態であれば、神経系が過覚醒を起こしているということがわかると思います。

抱っこしたら寝るのに布団に置いた途端に目を覚まして泣いてしまう、乳児の健康な睡眠サイクルの3時間寝てくれない、好き嫌いが多く離乳食で苦労がある、音に敏感で寝かしつけに苦労する、人や環境の変化に敏感などなど、「過敏で繊細な子ども」が巷にあふれていませんか？　近年ではHSP（ハイリーセンシティブパーソン）という概念で広まっていますね。

トラウマの神経生理学的な視点から見ると、HSPは表面的な様相を表す言葉で理解が広まっていて、その背景にグローバル・ハイがあると捉えています。

発達障害と呼ばれる子どもたちが増えていますが、私のところに来るお子さんの中には、検診でAD／HD傾向を指摘されて、特別支援を受けるように指示された子どもが多くいて、詳しく話を聞いていくと、胎児期、出産時に問題があったケースがたくさんあります。

このようなケースに対して、ただ表面だけを見て発達障害と診断するのではなく、医療的トラウマの影響も考えてほしいと思います。日本では専門的な見解を持った専門家がまだ少ないので、この本を通してこの知識が広がり、改善可能であることを知ってもらいたいと思っています。

アメリカで、ワクチンが自閉症と関係があることを突き止めた専門家たちが次々と亡くなっている情報を見ると、怖くて公表できなくなるのも無理はないと思いますが、この件に関しては、ぜひ情報を調べてみることをお勧めします。

感覚プロファイル検査

ＨＳＰのチェックリスト以上に、過敏・繊細な特徴を示す方々の詳細な感覚の状態を検査する方法として、「感覚プロファイル検査」があります。

日本ではこれもまだまだ広がってはいないのですが、乳幼児から子どもの全年齢の検査が可能で、保護者の方の簡単な記述式で手軽に受けられます。成人のものもあるので、この検査はぜひ受けることをお勧めします。

この検査はお子さんの感覚の敏感さ・繊細さがどういった方面で出ているのか、または出てないのかなど、視覚・触覚・味覚と嗅覚・動き・聴覚などの詳細がわかる上、その神経系の特徴をどのように活かしていくかのヒントも提案されています。

この検査には0～3歳までの乳幼児版のほかにも、青年・成人版の本人用と児童のための保護者用の全部で3種類の検査用紙があります。

HSPだと自覚がある人も、我が子が過敏や繊細なので困っているという人も、全体的なものではなく、どこがどれくらい過敏で繊細なのかという詳細を知ると、対策をする上でも役立つと思います。私以外にも検査をできるお弟子がいますので、小児がんサポートセンターJapanのHPにて調べてみてください。

実例

では、胎児期や出産のときの出来事がどう影響するのかを見ていきたいと思います。ただし、その後の症状などは、先に挙げた医療トラウマになるリスク要因によっても個人差があるので、実際の実例をいくつか紹介するほうがわかりやすいと思います。ここに許可を得て掲載しますので、参考にしてください。

40歳男性：適応障害、主訴「偏頭痛」「抑うつ」により休職

機能不全家族出身。逆境的小児期体験があるため、アダルトチルドレンとしてのカウン

セリングのほか、臍帯巻き出産（三巻していた）だったことを周産期のトラウマとして捉えて行ったホリスティックメディカルタッチ（詳細は第4章で説明）の際に、頭位に強い圧迫感があって苦しく、本人も驚く経験となる。これを毎月1回、1年間継続後、頭痛が激減し、抑うつ傾向も治り、18ヶ月後に仕事に復帰。

28歳女性：不安症、摂食障害、社会不安で対人恐怖、過敏症（ＨＳＰ）

機能不全家族出身。逆境的小児期体験があるため、アダルトチルドレンとしてのカウンセリング、グループ療法のほか、帝王切開での出生のホリスティックメディカルタッチの際に、出生のときの原始反射として、回転、旋回という本能的出産時の行動がタッチの最中に現れて、本人も爆笑。その行動の後に視界がクリアになった感覚を得る。2年間継続後に新たな友人をつくり、旅行に行ったり、仕事も始めるなど、社会的に開かれた。

18歳男性：別機関で統合失調症の診断で投薬を受けていた、自殺願望、不登校、対人恐怖、過敏（ＨＳＰ）

機能不全家族出身。逆境的小児期体験あり、深刻なイジメられ体験あり、他害願望あり、喉の慢性的な詰まり、生きにくさのため、アダルトチルドレンとしてのカウンセリング、イジメトラウマのケアのほか、臍帯巻き難産のホリスティックメディカルタッチの際に、首を絞められるような感覚に襲われて呼吸が乱れる。このケースも回転、旋回という本能的出産時の行動が現れ、ひと通り終わるとグッタリ。その後日に喉の詰まり感が緩和された上に、加害者への怒りが共感や受容へと変化する。３年間継続して引きこもりも卒業し、就職。車の免許も取得。

14歳男性：適応障害、不登校、過敏（ＨＳＰ）、人の声がうるさくてイライラする

機能不全家族出身。逆境的小児期体験あり、イジメられ体験あり、難産後の緊急帝王切開へ移行しての出生、アダルトチルドレンとしてのカウンセリング、イジメトラウマのケア、難産後の緊急帝王切開出生に対するホリスティックメディカルタッチの際に頭部圧迫感とともに、このケースも回転、旋回の動作がタッチの最中に見られた。数週間後に質問するとイライラが減っているとのこと。２年間継続して他者と関われるようにもなり、進学も果たす。

52歳女性：慢性うつ、ＢＰＤ（境界性パーソナリティ障害）、慢性疲労感、耳鳴り、解離傾向

機能不全家族出身。逆境的小児期体験あり、イジメられ体験あり、母親が精神疾患にて妊娠時に精神薬服用あり、アダルトチルドレンとしてのカウンセリング、グループ療法、胎児期の母親の精神病薬服用におけるホリスティックメディカルタッチの際に、身体全体が重く、痺れる感覚、おへそのあたりの緊張感、頭が朦朧とする感覚になり、大量の発汗。このセッションの数日後に呼吸が深くなった感覚があり、耳鳴りもおさまって、視界もクリアになったとのこと。4年間の来所の間に趣味を見つけ、活動的になる。

今回は5例を紹介させていただきましたが、私は帝王切開で出生した方々がホリスティックメディカルタッチの施術の際に、タッチベッドの上で回転、旋回するのを数多く見てきました。

最初は私自身も半信半疑でしたが、これだけの事例の数を経験していたら、偶然ではないと今は確信しています。胎児期・出産時の赤ちゃんの体験も医療的な管轄になるため、経験内容によっては、ここで言う医療的トラウマに含まれるということを伝えさせていただきました。

5 コロナ禍における面会制限の影響

2020年に入ると、世界中がコロナ騒動というものに支配され、マスクにソーシャルディスタンスに黙食などという張り紙まで生まれ、2024年の現在も恐怖を煽られ続けています。

この煽りの本当の目的に気づきはじめている人がいる中、まだまだ病院などでは発熱患者を締め出すような行為もあるようです。先日は火傷を負った5歳のお子さんが発熱を理由に緊急受診を断られ、命を落とすなどという、あってはならない出来事もありました。

直接関係者ではなくとも、医療的トラウマの概念を知っている立場とコロナ騒動の裏側の目的に気づいている私としては、はらわたが煮えたぎるほどの怒りを感じた事件でした。

大きな病院であればあるほど、病院の規定には従わなくてはいけないのでしょう。その辛さも想像できる専門家でありたいとは思いますが、発熱患者を病院に受け入れることが許されないとしても、医療関係者としては他にいくらでも方法があったとわかるので、やはり吐き気がするほど腹が立ちます。

この親御さんが医療におけるトラウマとして、一生この傷を抱えて生きていくのかと思うと胸が張り裂けそうです。このほかにもコロナ禍で家族が緊急に入院したケースでも、入室を断られ、一切会えず遮断されたケースを山ほど見てきました。医療的トラウマをさらに深刻化させている要因であることは事実でしょう。

ましてや子どもが安心を得るのに必須な家族・両親と離れ離れに引き裂かれ、遮断された環境で治療を受けることの弊害は、想像するに難くないと思います。大の大人、男性でも同様です。検査を含む医療行為全般は、大人にとっても怖いのは当然だと思います。

自律神経系の章で詳しく書きますが、引き裂かれることによって恐怖心や不安感が起き、交感神経が優位になってしまうことによって、心理的なトラウマを抱えるような状況下で、怖い医療行為を受けるわけですから、心理的なもののほかに、神経的にトラウマになってしまいます。

恐怖心を少しでも和らげることがトラウマの予防になるのですから、家族とのつながりを断絶させてしまう、しかもその理由が今さらコロナ禍の感染対策だなんて聞くと、メディアや政府にまんまと洗脳されてしまっている状況に、誇るべき面でもある素直な日本人という性質が時に情けなくて涙が出てきます。

医療的なトラウマは人生のさまざまな場面に影響を及ぼし、子ども自身も親御さんも後から苦労することが多いので、可能な限り、その影響は最小限にしてあげたいものです。

6 コロナワクチン騒動におけるトラウマ

接種後の死亡

日本でもコロナワクチン接種後に死亡したことで、国に申請して因果関係を認められたご家族がどんどん増えており、審査に数年かかると言われて待機中のご家族も多数いらっしゃいます。正式に因果関係を認められたからといって、愛する家族は戻ってきません。事故であっても、私の母のように自死であっても、病気であっても、大切な家族を亡くすことは辛いことです。

それがワクチンというわけです。恐怖を煽られ、会社や組織からも強制され、ましてや一時期「うつらない、自分からうつさないためにできること」なんていうスローガンを出された時期もあって、ワクチン接種は日本人の素直で思いやり深い性質に、実にすんなり浸透する内容になっていると思います。

協調性が強く、幼い頃から相手を思いやる心を育てられている日本の文化を背景に、このスローガンはワクチンを打つことが周りへの思いやりであるとコントロールされていますから、多くの国民がワクチンを打ったことと思います。

そのような協調性から接種したはずなのに、接種後に家族が亡くなった場合、因果関係が認められたとしても、決して報われるものではないと思います。ましてや因果関係が不明である場合は、どこにその怒りの矛先を向けることができるのでしょうか。

国や政府の煽りや、会社組織の強制などが背景にある上、接種に関しては医療行為ですから、そこに医療が存在しています。なので、大切な家族がワクチンによって亡くなったとなれば、その後は注射が怖くなったり、医師が信用できなくなったり、医療が必要な状況になっても、不安や恐怖心が先に立ってしまう可能性も考えられます。

また、精神的にあまりにも無念な死なので、残された家族自身が自分を責め続けてしまうなど、精神的にも深い傷跡を残す可能性が高いと思います。これも考え方によっては、より複雑な医療的なトラウマの１つでしょう。

ワクチン接種後の後遺症

コロナワクチンの接種によって亡くなられた方々のほかに、がんをはじめとする疾患を発症しているケースや、異常に進行が早いケース、血栓による疾患が起きているケースなども報告を受けています。

因果関係は証明されていませんが、世界中で研究が進んでいたり、告発する研究者の方々が現れたりもしていますし、コロナワクチンが危険だと声を上げることで職を失うなどという理不尽なことも日本では起こっています。

こういった状況を見ても、因果関係にかかわらず、調子を崩している人、歩行不能などといった明らかな後遺症がある人、重大な後遺症を抱えて人生がひっくり返ってしまった人、家族がそうなってしまった人、強制されて接種した後に不安を持ったまま過ごすことになっている人など、苦しんでいる人はたくさんいます。

接種後に亡くなられたケース同様、国や政府、強制した会社や学校などの組織のほかに、そこには医療が関わっています。

医療従事者の中には、自らも被害を受けていたり、職業柄どうしても強制的に加害側になってしまったケースも多いと思います。海外では訴訟問題へと発展しているようです。

7 医療的トラウマによる症状

ここまでは、医療的トラウマとは何かという定義と医療的トラウマになる要因について見てきました。この章の最後に、今度は医療的トラウマを受けた後にどのような症状が考えられるのかを見ていきましょう。

その代表的なものとして挙げられるのが、ＰＴＳＤ（心的外傷後ストレス障害）です。最近では子どもの医療におけるものをＰＭＴＳ（小児期医療における外傷性ストレス）と呼び、研究も進んでいます。

ＰＴＳＤと言うと、帰還兵の研究によって医療分野に初めてトラウマという概念が根づいたのは有名ですね。帰還兵が日常生活で、車のバックファイヤや物が落ちる音が銃声だと感じてしまうとか、ジェット機が頭の上を飛ぶと驚愕反応でテーブルの下に隠れてしまうなどがＰＴＳＤの例です。

メイガンとメリッサはＰＴＳＤについて、次のように説いています。

「戦争中には、命を守るための本能的な反応が起きるものです。これは命を守るための本能ですので、戦場では役立つでしょうが、安全な場所ではそこまでの本能は必要ないので、ストレス反応で出たエネルギーのほうが勝ってしまいます。このような状態が日常にあるわけですから、考えただけでも疲弊するのがわかると思います。

これは身体に間違ったプログラミングがされているのです。とても恐ろしい、命の危機に晒されたときに発達してしまったために、身体とマインドがその脅威がなくなった後でも脅威を感じ続けてしまうことになっているのです」

この感覚は、自分自身の中だけで起こる意識的な記憶ではない場合もあり、本能的に逃げようとしたり、闘おうとしたり（身体的に立ち向かおうとしたり）する神経系で現れ、場合によっては脅威に晒されて許容範囲を超え、生き残りのために凍りついてしまうこともあるのです。

こういったことは医療体験の中でも起こり、医療を通して家族や子どもにも影響します。

ここで、子どもがＰＴＳＤになったときに現れる症状について、文部科学省のホームページにある「心のケア」から抜粋してみます。

子供のＰＴＳＤ（心的外傷後ストレス障害）

外傷体験によって、様々な心理的反応が生じる。これらの反応をトラウマ反応と呼ぶが、トラウマ反応は、異常な体験ではなく、極度の危険に巻き込まれた人ならば誰にでも生じる反応であり、「異常な状況に対する正常な反応」と考えられている。外傷体験がある場合、ＰＴＳＤを予防することは重要な課題であるが、ＰＴＳＤだけがトラウマ反応ではない。トラウマ反応では次のような様々な症状や変化が生じる。

(1) 感情・思考の変化

信じられない出来事が起きたために、現実を受け止められない、何が起きたのか、どうすればよいのかわからない、ただ茫然としてしまったり、恐怖や不安に駆りたてられる気持ちで一杯になることがある。大切な人や物を失った喪失感から、悲嘆や落ち込み、うつ的な感情に支配されることもある。事件を引き起こしたものに対して、怒りやいらいらが生じ、その出来事に対する感情が抑えきれなくなり、突然、涙がでてきたり、自分自身の責任であると考え、自分自身を責めたりすることもある。方向感覚を喪失したり、注意が散漫になり、小さな物音に対しても過敏になったり、これまでできていたことができなくなったりする。出来事について、全く考えることができない時期と考えすぎてしまう時期が繰りかえされる。

(2) 身体の変化

恐怖・不安のために、過度の緊張状態となり、眠れない、動悸、筋肉の震え、頭痛、腹痛、寒気、吐き気、痙攣、めまい、発汗、呼吸困難などの症状が現れる。

(3) 行動の変化

感情の変化が行動に表れる。怒りが爆発したり、ふさぎこんだりする。出来事を思い出す場所を回避したり、閉じこもったりする。安心を求めて添い寝を求めたり、母親から離れなくなることも多い。過食や拒食、薬やアルコールへの依存などの行動も起きやすい。

〈子供がトラウマ体験後に示す反応〉

子供は、大人より感情を言葉で表現する能力が育っていないため、様々な身体症状や行動として現れやすい。子供のトラウマ反応として、次の様な症状や行動が生じる。

1. 身体症状

手や足が動かなくなる。意識を失って倒れる。頭痛・腹痛などの体の痛み、吐き気、めまい、過呼吸、夜尿、頻尿、吃音、アレルギー、食欲不振、過食などを起こす。

2. 過度の緊張（過覚醒）

過度の緊張が続く。

①眠れない。

②些細な物音にでも驚愕する。

③常に必要以上に緊張している。

3.　再体験

怖い体験を思い出し、再体験する。

①突然興奮したり、過度の不安状態になる。

②突然人が変わったようになる。

③突然現実にないことを言い出す。

④恐ろしい夢を繰り返し見る。

⑤その体験を思い出す遊びや話を繰り返し（このことは異常ではないが）、興奮したり、落ち着かなくなる。

4.　感情の麻痺（解離状態）

①表情が少なくなり、ぼーっとしている。

②泣くことができない。

③体験を思い出すことを避けようとする。

④生き生きとした現実感が得られなくなる。

5.　精神的混乱

行動や思考にまとまりがなくなり、現実の出来事とそうでないことの区別がつきにくなる。

6. 喪失や体験の否定

①家族が死ななかったかのように行動し、現実への適応を拒否する。

②亡くなった人の声を聞く。

7. 過度の無力感

①生活全体の活動性が著しく低下する。

②乳児や幼児の場合、食事などを取らなくなる。

③自信がなくなり、引っ込み思案になる。話をしなくなる。

8. 強い罪悪感

①出来事のあらゆることに関して自分の行動を責め、過度の罪悪感が生じる。

②自分の体をたたく、傷つけるなどの自傷行為がでることもある。

9. 激しい怒り

暴力を振るう。他者を傷つけたり、物を壊す。

10. 著しい退行現象

幼児語の使用、赤ちゃんがえり、わがままなど。

子供は、自我の機能が未発達であるため、周囲の人達の信頼関係に支えられた環境にいない場合、問題を発生しやすいため、注意が必要である。初期には問題がないように感じられても、時間が経過した後に不適応が生じることもある。

子供は、深刻な不安を抱えていても、一時的に、表面上はおとなしく、明るく行動することがある。気になることがあれば、落ち着ける場所で個別に確認する必要がある。

また、身近な家族や保護者、担任は、子供が辛い状況であることを認めたくない気持ちが働くために、子供の感じているストレスを軽度に見てしまう傾向がある。本人の話を良く聴き、周囲の人達からも情報を収集することが大切である。

文部科学省「在外教育施設安全対策資料【心のケア編】」より抜粋

以上、文部科学省からの子どもの心的外傷についての抜粋でした。

次に、メイガンとメリッサの「子どもが医療的トラウマを持っているかのチェックリスト」をご紹介します。次の質問文の前にすべて「私の子どもは」という言葉をつけて読み、チェックするようになっています。

「私の子どもは～」
①医療ケアや症状についてたくさん話をする
②症状やケアについて話すことを拒否する
③自分の症状やケアについて話すときに動揺したり、腹を立てる
④～～についての夢を見る
⑤悪夢を見ている
⑥（症状やケアについて話すときに）強い身体的反応を示す（心臓がバクバク、お腹が痛いなど）
⑦よく怒る
⑧よく悲しむ
⑨よく悪い気持ちになる（何に対しても嫌な気分）
⑩心配性
⑪ちょっとしたことでビクビクする
⑫なかなか眠れない

⑬集中できない
⑭ぐずぐずして医者の約束に遅刻してしまう

『Afraid of Doctor』より抜粋

医療的な処置の後にこのような症状が現れているのは、私の目には明らかですが、日本にはまだ医療的トラウマについての概念を理解している関係者が少ないために、これらの症状は性格と片付けられたり、面倒な子というように深い部分は見過ごされているのが現状です。

また、小児がんの苦しい治療に耐え、無事に退院をして自宅に戻ってから症状が出たり、学校に戻ることができないお子さんが多いことも知っておく必要があります。

ホール博士は「医療行為を終えた後に症状を呈することが多いために、退院後のフォローアップが重要である」と言っていますが、私はこのような状態が医療ケア後の子どもに現れたときに、医療的トラウマの専門家（セラピスト）に勇気を持ってつながることをお勧めします。

見過ごされたまま大人になって行動範囲が狭くなったり、精神疾患まで発症して社会生活に支障が出たりすることのほうが残念に感じます。

また、本人の要因のところでも触れましたが、機能不全家族、逆境的小児期体験をサバイブしてきた、または現在もそのような環境にいる子どもたちに対して、こうした症状が**医療的トラウマなのか、もともとの環境におけるトラウマなのかを明確に分けることができないのが現状**でしょう。

むしろ私が日々こういったケースを担当させていただいて感じているのは、**多くは両方が混じり合っているので、医療的トラウマと生育歴とのトラウマの両方にアプローチすることが大切**になるでしょう。

第2章

家族への影響

この章では、子どもへの辛い診断や告知、
長期入院などが、親やきょうだい、
あるいは父と母の夫婦関係、はたまた子どもの社会生活に
どのように影響するかを見ていきます。

1 保護者への影響

先に告知自体がトラウマになり得るということを書きましたが、我が子の命が脅かされるような内容の告知を、平常心で受け止めることができる保護者は少ないでしょう。冷静に見えたとしても、それはおそらくは解離状態、つまりあまりにショックすぎて神経系が凍りつきを起こしている状態という可能性があります。

解離や凍りつきはサバイブするための生命維持装置ですので、そうなったときには恩恵があります。このあたりのことは、あとで詳しく説明します。

我が子の診断の告知を受け、このような状態でいても、否応なく治療は始まります。人によってその後の反応はさまざまで、「何が何だかわからない」「ただただ必死だった」などといった反応が一般的ですが、「記憶が曖昧になっている」と言う保護者もいます。

先述したように、母親にとって我が子は自分の身体の一部という感覚があり、妊娠・出産を経たので、比喩として自分の肉片と表現しても多くの母親は否定しないでしょう。

ですから、我が子が疾患や治療で苦しむ姿をそばで見ていることの辛さは、文字では表現しきれないものがあります。自分がしっかりしないといけないと頑張っても、内心は多くの涙を抱えながら過ごし、不安と心配で破裂しそうになっていると想像できます。

メイガンとメリッサも研究の中で、「子どもががん治療で苦しむ姿、生き抜く姿を見ることは、どんな親も経験すべきことではない」と言っており、さらに「子どもの医療処置を経験した親の医療的トラウマは、退院してからも、1年のうちで特定の時期になると、以下のようなトリガーになって、トラウマ反応が引き起こされることがある」とも言っていて、そのトリガーとは、「特定の時期、祝日・誕生日、場所、人、匂い、音」です。

そしてメイガンとメリッサは、さらにこう言います。

「このようなことがトリガーになってトラウマ反応が起こった場合に、助けが必要なレベルかどうかを見極めるためには、次のことを考えてみてください。

・やる必要があることをやろうとしているのに、これらの反応に邪魔されてできない。

・子育てや仕事、パートナーとの関係をうまくしたいのに、反応してしまって、これらがうまくできない。

・周りの誰かが私のことを心配だと言ってくる。

これらが当てはまっていれば、それは助けが必要なときです」

先ほども紹介していますが、フィラデルフィアこども病院などがまとめたガイドの中に「生命を脅かすような病気や怪我、痛みを伴う医療処置の後、多くの病気や怪我をした子どもやその家族（最大80％）が何らかの心的外傷ストレス反応を経験する」と記してある通り、子ども本人だけではなく、家族にも影響があるのです。

2 夫婦関係への影響

子どもが病気になって入院すると、ほとんどは母親が付き添うことが多いと思います。その母親は、「入院生活でのストレスのすべて＝苦しみや辛さ、痛み、悲しみ、不安など」を子どもの世話をこなしながら、同時に対応しています。

当然、父親も子どもの診断と告知には同様にショックを受けていますが、入院生活でのすべてを請け負っているのは、やはり付き添いをしている母親になります。

妊娠・出産も母親ですので、父親とはどうしても温度差が出て当然なのですが、子どもの疾患、入院、治療をきっかけに夫婦が団結していくケースがある一方で、夫婦の仲に亀裂が入ることも実は多いのです。

夫はまったく悪気はないのですが、妻が心身ともに疲弊している中で、外泊から家に戻った際にセックスを求められることへの苦痛なども含め、子どもの現状に対する反応の違いに、妻が怒りを感じることは珍しくありません。

さらには、子どもの状態への不安を理解してもらえないなど、不満が積もり積もって、気づいたときには取り返しのつかないすれ違いが生じていることもあります。

妻のこういった状態も子どもの疾患と告知、治療における母親自身の医療的トラウマの状態と捉えると、心理的なケアも必須ではないかと理解できると思います。

子どもの疾患をきっかけに夫婦のすれ違いが起こってしまうのは、子どもの今後を考えても悲しいことですから、すれ違いが起こりはじめていることを気づくためにも、話し合いでさらに互いに怒りをぶつけ合って悪化させないためにも、質の良い専門家によるカップルカウンセリングを受けることは、とても意味があると思います。

また、生物学的な男性脳と女性脳の違いについて学ぶことも意味があると思います。特に脳科学者の中野信子先生と黒川伊保子先生の著書には、子どもを育てる上での脳科学的な認知の仕方の違いなどが書かれているので、ぜひ読んでみることをお勧めします。

3 きょうだいへの影響

子どもの誰かが調子を崩して検査をした場合、時として重大な診断と告知が突然やってきて、入院やら治療やらが即座に始まります。

これにより、父親にも母親にも影響が出て、特に付き添う母親には深く負担がかかります。場合によっては、夫婦関係にまで影響が出ることもあるでしょう。

ここで忘れてはいけないのが、治療対象の子どもの同胞・きょうだいへの影響です。昨日まで一緒に暮らして遊んできたきょうだいが、ある日突然入院してしまうのです。引き裂かれる思いをしているかもしれません。また、診断と告知を受けて両親も精神的にいっぱいいっぱいで、この現状を受け入れることができないのは想像がつきます。

このような状況下で、きょうだいにしっかり説明して対応するなんて、かなり難しいことだと思います。きょうだいもこの突然の変化をただただ受け入れるしかなく、子どもにとって必須の存在である母親が、ずっと入院しているきょうだいにかかりきりになってしまうわけですから、それは辛いことです。

父親や祖父母などが協力してくれたとしても、心的には「長期の留守番」に耐えることを余儀なくされます。どんなに幼くても子どもは実に健気なので、周りの状況を読み、自分はわがままを言ってはいけないと察して、不安な気持ちや寂しい気持ちなどを静かに胸の内に秘めることがよくあります。それとは逆に、幼い子どもの場合は、不安から赤ちゃん返りをしてしまうことがあるかもしれません。

こうした子どものそのときの感情を変えようとすることは侵入になりますが、両親をはじめとして周りがすべきことは、しっかり説明をしたり、子どもの疑問や気持ちに耳を傾けたりすることです。レベルは違うでしょうが、きょうだいにとっても、これは命を脅かされるような経験なのです。

例えば、きょうだいの治療中はずっと良い子でいたにもかかわらず、退院後に一気に精神的な症状が出たりすることも珍しくありません。やはりそこには、疾患を持つ子どものきょうだいの心理をしっかり理解できて、その子の疾患についての理解力に合わせた専門的対応方法のトレーニングを受けている専門家の介入が役立ちます。

さらに、我が子が疾患になって入院する際のきょうだい・同胞の心理というタイトルで、専門家が開催している研修会に参加して学ぶこともお勧めします。興味や関心がある同じ仲間を見つけてつながることも、とても力になるものです。

4 社会生活への影響

子どもの社会生活と言えば、学校になりますね。しかし、子どもは診断と告知をきっかけに治療がスタートするので、いきなり学校に行きたくても行けない事態に陥ります。

小児がんともなると長期の入院治療が必要になりますし、治療方法によっては髪の毛がなくなったり、顔が浮腫んだりと、明らかに容姿まで変化してしまいます。大人にとっても容姿の変化は辛いことなのに、子ども時代に他の子どもたちと比べて容姿が変わってしまうことに対して、ネガティブな感情を持たない子どもがいるでしょうか？

ジロジロ見られてしまうことは当然あるでしょうし、友達に会いたい気持ちと見られたくない気持ちとの葛藤で苦しむのは自然なことなのです。

さらに、長期で学校に行けなくて勉強が遅れてしまうわけですが、そもそも治療で苦しい毎日なので、勉強したいなんて気持ちになるのが難しいと思います。

疾患を持たない自分の友達たちは、毎日変わらず元気で学校に行って遊んだり、勉強したりしています。そんな中で、自分は死んだほうがマシだと思うほどの治療の痛みや苦しみと嫌でも戦わされているのですから、心がだんだん学校や社会から離れていくのも自然なことと言えます。

親としては、入院治療の間も学校の友達とつながりを持ち続けて、変わらない関係性を望み、退院後は元通りに学校に戻って適応してほしいと願うものでしょう。しかし、子ども自身にすると、あの日から社会的に大きく影響を受けて、自分の世界が変わってしまったということになっているので、なかなか難しい現実と言えるでしょう。

第3章

神経生理学的に起こっていること

この章では、医療的トラウマを受けた際に、
実際の自律神経はどのように働き、
どう反応するかを解説し、さらにそれに基づいた
対処のヒントについても説明していきます。

1 ポリヴェーガル理論

医療的トラウマを理解する上で非常に役立つ理論があるので、ここで紹介したいと思います。それは「ポリヴェーガル理論」というもので、専門家でなくても理解できるように、できるだけ簡単に説明したいと思います。

ポリヴェーガル理論とは、1994年にアメリカの神経生理学者であるステファン・W・ポージェス博士が発表した理論で、心や身体の状態を人間に備わっている自律神経系の働きから説明しているものです。

ポリヴェーガル理論の考えの基本にある神経は、西洋医学的にはまだ浸透していないのですが、「人間の身体にある自律神経系は3つの働きに分かれている」という発見が基本にあります。

私自身は、ポージェス博士の提唱したポリヴェーガル理論と、それをもとにトラウマ治療メソッド「S・E（ソマティック・エキスペリエンシング®）」を提唱した米国のピーター・リヴァイン博士から始まって、世界中で多くの臨床家に受け入れられ、効果も出ているのに、西洋医学として「自律神経系が3つの働きを持っている」ということがまだ承認に至っていないことが不思議でならないので、いろいろ調べてみることにしました。

まず西洋医学は、ローマ帝国時代のギリシャの医学者であるガレノスが自分の経験と多くの解剖によって体系的に確立したものです。そのガレノスに影響を受けたのが「西洋医学の父」とされるヒポクラテスで、今日の西洋医学もガレノスとヒポクラテスの考えが基礎にあるとのことでした。

そのガレノスの時代は西暦200年弱で、ヒポクラテスはローマ帝国時代ですから、当時の解剖機器や人体の保存方法、医療機器などなど、どう考えても近代とは違って当然だと思うのです。

今や副交感神経系に2つのルートがあって、実際にその神経の起始部が延髄における疑核、孤束核というところから伸びているのは事実なわけですから、同じ副交感神経系に違った作用をしているものが存在するという事実が、日本の西洋医学では否定されてしまう意味が私にはわかりません。

そこで、西洋医学におけるこれら2つの神経を調べてみると、どうやら脳神経にある神経のうちの第X神経と呼ばれるのものが、私たち臨床家がポリヴェーガル理論で習ってきた神経系にあたるようです。

西洋医学でも迷走神経とはされていましたが、腹側迷走神経と背側迷走神経という名称はなくて、この呼称はあくまでもポージェス博士がポリヴェーガル理論として、第X神経の働きをさらにわかりやすく説明したもののようです。ヒポクラテスがベースにある西洋医学には、まだこのことが上書きされていないのだとわかりました。

ポージェス博士の迷走神経の理論は非常にわかりやすいですし、近代文化がこれだけ進化しているのですから、そのうち西洋医学、解剖医学的にも上書きされ、医学教育の中にポリヴェーガル理論が組み込まれるようになるとは思っています。

この期待をしつつ、次に話を進めたいと思います。自律神経に交感神経系と副交感神経系があるということは、皆さんご存知かと思います。

交感神経系は、活発に動いたり、何か活動をしたりするときに優位に働きますし、突然何か脅威が起こったときには、一気に交感神経が優位になって、さまざまな生理反応が起こることもわかっているかと思います。

「ある日、森の中でクマさんに出会って追いかけられたけれど、実は落とし物を拾ってくれて追いかけてくれていた。だから、お礼に歌いましょう」……なんてことはあるわけがなく、クマに追いかけられたら、驚いて逃げるか、咄嗟に棒か何かで闘おうとするか、フリーズして動けないか、気絶するかのどれかですよね。前述したように、これも人間を含む脊椎動物が、生存するために組み込まれたシステムなのです。

それとは逆で、一般的に副交感神経系はリラックスしたり、消化吸収をしたりするときに優位になると言われていて、ポージェス博士は、「この副交感神経系の中に、実は2つの迷走神経の働きがあるのだ」と提唱しました。

1つは「背側迷走神経系」で、もう1つは「腹側迷走神経系」です。

博士のこの研究論文は3万回以上も閲覧され、精神科領域や教育界領域、福祉領域、心理学領域、特にトラウマ治療における分野には大きな影響を与えています。ポージェス博士は、この3つの神経系の働きを生物の進化の過程から、以下のように説明しています。

太古の昔に、深海魚のような古い種の魚類が地球に姿を現わし、その魚にできた背側迷走神経系は、消化や吸収、休息をするために働き、危機に直面したときには酸素をできるだけ使わないでいられるように、なるべくじっと静止するという特徴を持っていました。

次に、素早く泳ぐ魚が出てきたところで、交感神経系が発達しました。素早く動いたり、自らが危機に直面したときは、瞬時に逃げるか、闘うかの反応をするという神経系でした。

それからもどんどん進化していき、哺乳類が出現したときに、腹側迷走神経系が発達したと言います。この腹側迷走神経系は、家族や群れの中で交流するためのもので、声のトーンの調整や、人類においてはさまざまな表情をつくることなどで、お互いの思いや状態を伝え合ったり、安全の合図を出し合ったり、社会を形成する働きに使われていました。

交感神経系、背側迷走神経系および腹側迷走神経系は、私たちが危機に直面したときにも生存本能として生き残るために働くという特徴を持っています。この危機に直面したときには、進化の過程とは反対に、腹側迷走神経系→交感神経系→背側迷走神経系の順番で発動していくとポージェス博士は言います。

日常、私たちは生きていく中で、これら3つの神経系を行ったり来たりして使っているのですが、ポリヴェーガル理論に基づくトラウマ・サバイバーのためのセラピー「リズム・オブ・レギュレーション」の開発者であるデブ・デイナ氏が、著書の中で「ハシゴ」として説明しているのがわかりやすいので、ここで紹介させていただきます。

3段のハシゴ

3段になっているこのハシゴを、私たちは状況に応じて昇ったり降りたり調整しながら生きています（100ページ図参照）。ハシゴの各段にはメインとなる神経系があるので、その段に行ったら担当の神経系が各自の責任において働きます。

1段目：安全領域／担当：腹側迷走神経系

ここでは、例えば大切な仲間と美味しい食事をしながら、「美味しいね〜」と目と目を合わせて関わるなど、人と社会交流をしています。

また、部屋で1人、大好きな推しの写真を見て幸福感に浸っていたり、大好きな人とソファでのんびりしていたり、可愛いペットを膝に抱いて撫でていたりなど、じっとしていて動かないけれど、凍りついているのではなく、安全な不動化の状態になっています。

こういったときには、呼吸も深く安定していて、筋肉も緊張することなく、身体全体がリラックスしていられるのです。

腹側迷走神経系は、社会交流を円滑に促すために、表情筋や声帯なども司っているので、スムーズに発声できたり、表情が豊かになったりもします。さらに、安全なスキンシップやマッサージなどでも、腹側迷走神経系は優位になります。そうなると、愛情ホルモンと呼ばれているオキシトシンなどの分泌も起こるので、想像しただけで身体全部が良い状態であることがわかると思います。

2段目：危険領域／担当：交感神経系

先ほど、「森の中でクマさんに出会って追いかけられたら、落とし物を届けてくれただけ……なんてことはない」という話をしましたね。

ほとんどの人は、森の中でクマさんに出会ったら、扁桃体が0・6秒で「危険」と判断

3段のハシゴ

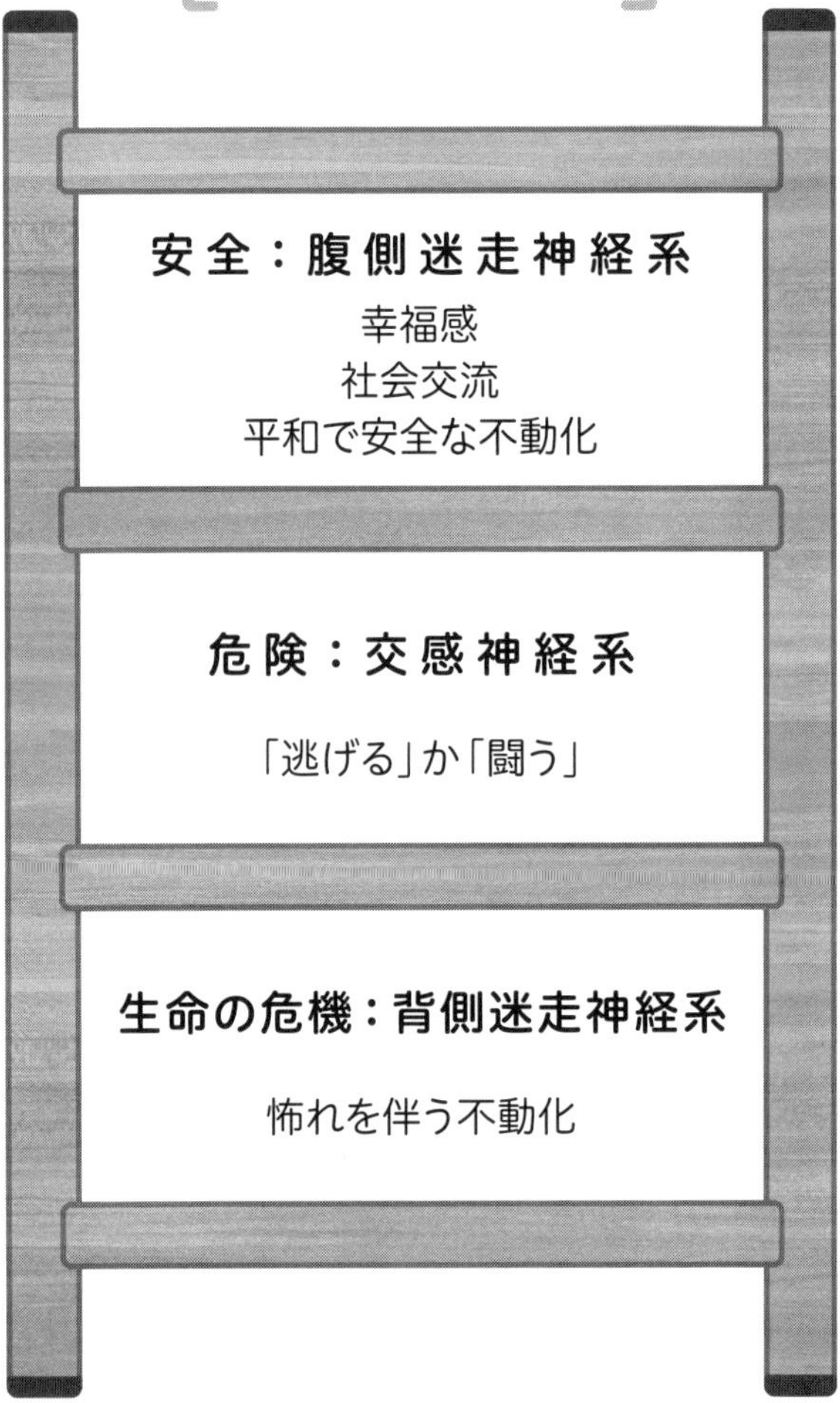

安全：腹側迷走神経系
幸福感
社会交流
平和で安全な不動化
危険：交感神経系
「逃げる」か「闘う」
生命の危機：背側迷走神経系
怖れを伴う不動化

して信号を送り、ＨＰＡ軸（視床下部↓下垂体↓副腎軸）を発動させてくれるシステムを持っています。

扁桃体、もっと詳しく書くと脳内の島皮質、中脳水道周囲灰白質、側頭皮質などが連携して、この危機に備えて動いてくれます。

このおかげで、私たちは森の中で突然クマさんに出会ったときに、視床下部から「副腎皮質刺激ホルモン放出ホルモン」が分泌され、次の下垂体では「副腎皮質刺激ホルモン」が分泌され、命令を受けた副腎から「アドレナリン」や「ノルアドレナリン」「コルチゾール」など、そのときに必要なホルモンが分泌されるのです。

これらのホルモンは、ご主人様が森の中で突然クマさんに出会ってしまって危機に瀕しているために、この状況で逃げるか、闘うかの準備を瞬時にしてくれるのです。

皆さんには、この状況で逃げるか、闘うかのどちらにしても、瞬時に膨大なエネルギーが必要なのはわかりますよね？　さあ、今から筋トレを頑張るという状況でもないですよね？　目の前にクマさんがいるのですから。

私たちの身体には実に素晴らしいプログラムが組み込まれていて、こうした状況のように危険領域に入った場合、これらのホルモンはただ意味もなく出ているのではなく、逃げるか、闘うかの「身体の準備」のために出ているわけです。

前に書いた、いざというときにほうれん草を食べたポパイ状態です。火事場の馬鹿力が必要な状況下ですから、アドレナリンやノルアドレナリンは、交感神経系をさらに優位にしてくれますし、血や酸素を筋肉に即座に送る必要があるので、血圧と脈拍も上げてくれます。身体にエネルギーが必要なので、糖を使うために血糖値も上げてくれますし、頼みもしないのに注視力を上げるために、瞳孔まで開いてくれます。

なんと健気な身体でしょう。鼻息も荒く、逃げるか、闘うかの身体の準備がなされたので「ふんがぁ!!」という状態ですね。

3段目：生命の危機領域／担当：背側迷走神経系

ある日、森の中でクマさんに出会ったときに、逃げるか、闘うかの準備は勝手に神経系でなされたとしても、どうしようもない状況や、人によっては驚きすぎて、すでに自分の許容範囲を超えてしまい、生命の危機に瀕しているので、意志とは関係なく、凍りつき・フリーズしてしまう場合もあると思います。

このように危険度合いが高すぎたり、幼少期の頃から頻繁に家の中で機嫌の悪いクマさん（笑）がしょっちゅう出没して、怒鳴られたり、叩かれたり、脅されたりなどの怖い思いをしていると、他の人にとってハシゴの2段目の危険領域のことでも、簡単に生命の危機領域の反応をしてしまう人もいます。

どちらにしても、危険領域を超えた生命の危機領域ですので、ここでは背側迷走神経系が私たちを守ってくれます。この領域については、次項で別の例を用いて詳細に見ていきましょう。

2 生存本能としてのフリーズ（凍りつき）

ポージェス博士によると、私たちがフリーズ（凍りつき）までたどり着く過程は、次のような流れになるとのことです。

私たちはお互いの意見の違いや、ちょっとした問題が起きたときは、まず腹側迷走神経系を使い、「私は敵ではなく、安全ですよ」という合図を出して、話し合って物事を解決しようと試みます。

それがうまくいかず、危機に陥ったときには、交感神経系が逃げるか、闘うかを本能として試みます。

そして、その逃げるも闘うもうまくいかないと、いよいよ究極の危機ですから、次は背側迷走神経系が優位になり、最後には最終手段の生き残り戦略に入ると言われています。

生き残りを優先した究極の戦略、つまり「フリーズ（凍りつき）」状態というわけです。
なぜ、フリーズ（凍りつき）が命を守るのか？　では、今度は別のわかりやすい例を挙げて説明しましょう。

サバンナでライオンに襲われたシマウマを想像してみてください。逃げられず捕食されそうになったシマウマです。これはもう究極の危機に襲われているので、交感神経系がマックス優位になります。そして、逃げても闘っても無理なときには、生存本能としての最終手段「フリーズ（凍りつき）」反応が起きます。

その状態になると、呼吸も心拍も非常にゆっくりになり、傷を負ったとしても出血を少なくするなどの生理学的な戦略なので、痛みにも鈍感になれますし、万が一うまく逃げられたときには、失血死を免れ、生存の可能性が高まります。

また肉食獣は、動物を噛んだときに筋肉の抵抗があると、食べ物であると認識し、捕食本能が刺激されるそうです。しかし、ぐったりしている動物を噛むと、食べ物ではないと認識して食べるのを止める習性があるそうです。

さらに、もしすべての生き残りの可能性がなくなって捕食されても、凍りつき反応が起きていれば、意識を失うことで痛みや苦しみが少なくなります。まさに自分自身を守る究極の方法だとわかりますよね。

痛みや恐怖を伴う医療的な処置への反応の説明として、この理論が非常に役立ちます。子どもにとって恐怖を伴う医療行為は、サバンナでライオンに襲われているシマウマと同じだということです。

ここで補足として、「生命の危機以外の背側迷走神経の働き」についても書いておきます。副交感神経系の1つの働きである背側迷走神経と呼ばれているものには、生命の危機のときに自分の身を守るための凍りつき・フリーズ戦略のほかに、普段は横隔膜より下に位置する一部消化器官の働きにも使われています。生命の危機状態にないときには、意識していなくても消化の際に静かに働いてくれるのです。

背側迷走神経には、消化で静かに働くロートーンのモードと、生命の危機に瀕して一気にフリーズさせて命を守ろうとするハイトーンのモードの両方があると考えるとわかりやすいかと思います。

3　医療行為における子どもの神経状態

3段のハシゴの図（100ページ）で、私たち脊椎動物の神経系の仕組みを見てきましたが、ここで改めて医療行為での子どもの神経状態について見ていきましょう。

子どもによくある医療行為の代表的なものとしては、「注射」が挙げられますね。子どもにとって、注射は心臓ドキドキの最たるものですよね。

自律神経系の3段のハシゴを思い出してください。ドキドキしているということは、自覚がないとしても、脳はすでに「危険領域」と判断し、自律神経系は危険領域のハシゴの位置に移動しています。

小児がんの治療には、骨髄注射や抗がん剤投与などがあり、痛みと苦しみは尋常ではないので、医療行為を受けるときの子どもの状態としては、安全領域にいて腹側迷走神経優位で受けるというのは難しく、すぐに危険領域に入ります。なので、交感神経系が優位になってドキドキしています。

それが、さらに許容範囲を超えて、生命の危機くらいの恐怖に襲われたときには、ハシゴの一番下にある背側迷走神経が働いてフリーズ（凍りつき）したりと、交感神経系と背側迷走神経系がフル活動しているのです。

実際に、交感神経系や背側迷走神経系が優位になった後に腹側迷走神経系に戻るのは、簡単ではありません。

千葉大学教授で精神科医の花澤寿先生は、研究論文の中で、自律神経系のどこが優位になると、どんな症状を呈するかを次のように書いているので、ここで紹介します。

「交感神経系の関与する身体症状が持続している場合、その患者の神経系は交感神経系優位の状態で耐性領域からはずれている。すなわち腹側迷走神経複合体が交感神経系の緊張を抑制しきれない状態が持続している過覚醒状態と考えることができる。呼吸器系では過呼吸や息苦しさ、循環器系では動悸や血圧上昇、筋肉系では持続的筋緊張による緊張性頭痛や肩こり、顎の噛みしめ、消化器系では胃の血流量低下による胃痛、胃炎、便秘などがこれにあたる。過覚醒のため睡眠障害も起こる。同様に、持続性の起立性低血圧や、下痢傾向、無気力、抑うつの一部、回避・引きこもり傾向、解離関連症状などは、背側迷走神経系が強く関与する、耐性領域よりも低覚醒の状態を示唆している。また、耐性領域を越えた、過覚醒あるいは低覚醒状態への患者なりの対処が、行動による症状（行動化）として現れる場合もある。過食や過量服薬は過覚醒に対する対処行動の側面を持つ」

『ポリヴェーガル理論からみた精神療法について』から抜粋

生存本能として自分自身を守っているフリーズ（凍りつき）や解離状態も、活動に欠かせない交感神経系が長期にわたって優位でいることによって、心身ともに不健康な状態を生み出すことになるのです。

治療のために必要な医療的な介入であっても、目に見えない別の側面で、自律神経系からみる脳神経生理学的にこのような危機状態になっているということと、その影響でさまざまな生理学的な症状を呈していることは、知っておくとよいと思います。

4 日常的に慣れたハシゴの位置

ここで3段のハシゴのどこにいることが多いかということについて、私の事例を参考に書いてみたいと思います。

私たち脊椎動物が状況に応じて、3つの神経系ハシゴを昇ったり降りたりして、その状況に合わせた生理反応をして生存していることは理解できたと思います。

このシステムそのものはみんな同じように組み込まれているのですが、前述した「お城の見張り番の扁桃体」が**今までの人生で見たこと、聞いたこと、経験したこと、言葉によらない感覚的なことなどの情報をインプットして、危険が迫っているかどうかを判断**しているので、**危険かどうかを判断する指標・情報には個人差があり**、その人の歴史も大きく関係してきます。

そこで質問です。家の中に森のクマのように怖い養育者がいたとしたらどうでしょう？
ちなみに、私の父はヤクザな人で、いつキレるかわからなかったですし、母親のほうはうつ病で自殺念慮が強く、自殺未遂も多かったので、いつ死ぬかわからないという状況でした。さらに、同居していた祖父は、私の姿を見るたびに「死んでしまえ」などの言葉の暴力をかける人でした。

つまり、私が育った森の中には、それぞれ違った意味で怖い動物が3匹もいたのです。子どもにとって安全とはほど遠い森だったことは、誰でも想像がつきますよね？

この森は日常的に危険があちこちに存在するので、マイナスイオンの静かな森の中というイメージなんかはまったくなくて、いつどこで何が起こるかわからない危険と隣り合わせのジャングルで育っていると考えたほうがしっくりきます。

というわけで、私は日常的にハシゴの真ん中「危険領域」にいることが多く、それが普段の定着したハシゴの位置でした。

私はこのジャングルにいて、何もないときも危険領域で警戒していたのですが、ときおり実際に怖い動物が出てきて襲われていました。その際、私は逃げることも闘うこともできず、生命の危機に瀕することになり、ハシゴの一番下に降りて、生きているか、死んでいるかわからないように息を忍ばせて生き延びてきました。

この森の話を想像していただけたらわかると思いますが、私の神経系の特徴は「日常的に警戒モード」です。なので、過敏ですし、些細なことですぐ心配になってソワソワしてしまいますし、常に危険領域のハシゴにいたので、交感神経系が優位でした。

また、私は非常に苦労して死を考えるほど辛い時期を経験している社長でもあるので、じっとしていると不安になる面があります。

こうしたことは、私の慣れているハシゴの位置が交感神経系優位なので、仕方がないことかなとは思います。

このように私たちには、**育った環境の中で慣れたハシゴの位置**というのがあって、現在の神経系の傾向に出てきて、個人差にも影響するのです。

私のように、いつ獣が出てきて襲われるかわからないジャングルのような環境で育っていると、ハシゴは交感神経系で、逃げるか、闘うかの選択肢になるので、**普段の日常生活に、この逃げるか、闘うかという行動が症状として現れる**ことがあります。

例えば、対人恐怖的で人とあまり関わるのが苦手である、引きこもっている、人混みを避けるなどというのは、日常生活における「逃げる」の神経系です。一方、キレやすい、攻撃的である、仕事をしていても相手をすぐジャッジする、否定批判が多い、不平不満が多い、声が大きい、すぐ怒鳴る、多動であるなどは「闘う」の神経系とも言えます。

ハシゴの一番下の背側迷走神経系での「生命の危機領域」が慣れた場所なら、周りの人が楽しそうにしていても、自分には1枚のベールがかかっていて、周りとの隔たりを感じたり、嬉しいことがあってもあまり感情が動かなかったり、自分が何を欲しているのか、何が好きなのか、何をやりたいのかもよくわからなかったりというようなこともあります。

繰り返すと、神経系には生育歴で慣れ親しんだハシゴの位置というのがあって、緊急時の逃げるか、闘うかの行動だけでなく、意識していなくても日常生活にこうした特徴が現れているのです。

5 性的被害後遺症と医療行為後遺症との類似性

私は延べ1万6千人の力のあるクライアントさんに臨床で携っていて、驚くべきことに、その3分の1の人の生育歴に、何らかの性的な被害があるという実態があります。

最近、ジャニーズの事件から性的被害（性的加害）について耳を貸せる人たちが増えていることは良いことだと思っています。この性的被害にもレベルがあって、卑猥な言葉をかけられた、卑猥な目でジロジロ見られた、浴室の脱衣場がオープンになっていたというものから、挿入を含む性行為を受けたものまでいろいろあります。

軽いから良いというものではなく、その性的なものが「何歳の頃に」「誰から」「どれくらいの頻度で」「どんな被害内容だったか」「相談できたか」「守ってくれる大人がいたか」など、詳細な内容が重要になってきます。

私はこうした性的なトラウマを持っている人々におけるその後の心身への影響と症状を診ていて、医療的トラウマを持っている人の症状と類似性があることを何となく感じていました。そうしたら、脳神経生理学的なトラウマ治療についてアメリカで学んだときに、性被害と医療的トラウマに共通点があることを知り、とても納得したことを覚えています。

先にも書きましたが、暴れて抵抗する子どもに対して、安全を維持するために仕方がなく、大の大人が数人で押さえつけて医療行為を行っている場面は日常に溢れていて、この状況と集団で押さえられてレイプされるのとは、目的は違っても「自律神経系の脳神経生理学的」には同じことと言えるのです。

この状態で押さえつけられている人は同意していますか？　抵抗に対して力で押さえつけていますよね？　押さえられている本人は恐怖心でいっぱいで、交感神経マックス優位になっているのです。

CIDT（監禁・捕虜）ストレッサーと病院内ストレッサーの比較

拷問とCIDT（監禁・捕虜）のストレッサー	救急・ICU・病院のストレッサー
性的拷問 ・レイプ、性器の愛撫	**生殖器と性器に対する治療介入** ・出産 ・がんの手術や検査 （結腸、乳房、卵巣・子宮頸部・子宮）
身体的拷問 ・複数の方法を用いて強い肉体的苦痛を与える	**以下を伴う治療介入** ・苦痛 ・極度の不快感
心理的操作 ・心理的苦痛を煽る目的で、明示的に危害を加えるよう脅す	**医療介入の心理的後遺症** ・病気や傷害の重篤度により、生命や全体的幸福度が明示的または暗示的に脅かされている
屈辱的な扱い ・人間性を失わせ、恥をかかせるための意図的な屈辱行為 ・裸にされる、暴言を吐かれる、排泄物を食べ物や体にかけられる	**脱文脈化による脆弱性（もろさ）** ・衣服を脱ぐことによる、無意識の恥ずかしさ ・患者衣の着用を要求され、見知らぬ人に身体を触られる ・排泄行為に関する介助の必要性
ストレスな体位を強要される ・緊縛 ・強制立位 ・動きの制限	**病気・怪我・治療による動きの制限** ・ベッドから動けない ・女性の場合：婦人科・産科治療時の鐙（あぶみ） ・モニター、点滴、人工呼吸器などの接続
感覚的不快感 ・極度の暑さ・寒さ ・明るい光に晒される ・大音量の音楽に晒される	**感覺的不快感** ・不快な温度に晒される ・蛍光灯に晒される ・聞きたくない音に晒される：モニター、病院スタッフ、テレビなど ・不快な感触に晒される：点滴、針、患者衣・寝具
基本的欲求の剥奪 ・隔離 ・睡眠の剥奪 ・水分の剥奪 ・食料の欠乏 ・衛生面の剥奪 ・プライバシーの否定	**基本的欲求と日常ルーティンの崩壊** ・通常スケジュールの欠如 ・不規則な睡眠 ・水分摂取の管理制限 ・食事制限（あるいは手術を控えての食事の剥奪） ・通常の衛生習慣の欠如（入浴、身だしなみなど） ・プライバシーの否定

出典：『医療トラウマの心理学的影響の管理』　130ページ
（ミシェル・F・ホール、スコット・E・ホール／シュプリンガー出版社）

もし途中で抵抗しなくなっているとしたら、それは受け入れたのではなく、フリーズ（凍りつき）を起こしているのです。そのときに「偉いね～、大丈夫だよ」「痛くない、痛くない」などと言っても効果はありません。ライオンに捕食されるシマウマ状態ですから、戦略として脳への血流が下がっていて届くわけがありません。

医療行為をするということは、身体への侵入は避けられないものなので、この「身体への侵入」というのが性的な被害と類似してくるのです。

では、ここでホール博士によるＣＩＤＴ（監禁・捕虜）ストレッサーと病院内ストレッサーの比較表を紹介したいと思います（前ページ）。

表で見ると納得できるのではないでしょうか。レイプなどの性被害に遭った人々が、トラウマで無力化し、その後の人生に大きく影響が起きても当然であるように、医療による同意のない行為は、のちにその子の人生に深く大きな影響を及ぼす可能性があるのです。

6 母親の状態と子どもの予後

この章の最後に、脳神経生理学的な「人とのつながりやリラックス」などに大切な神経系である「腹側迷走神経の育成」と「共鳴」について書きたいと思います。

腹側迷走神経系の育成

前項でも書いたように、赤ちゃんは生まれたときには、進化上で最も古い迷走神経である背側迷走神経系と交感神経系を備えていることがわかっています。進化上で新しい迷走神経である腹側迷走神経系も育ちはじめてはいますが、まだまだ未熟な状態で、成長していく過程において、保護者との関わりで育まれていく神経系ということもわかっています。「背側迷走神経系」はフリーズ（凍りつき）だけを司っているのではなく、消化吸収も司っていますし、なくてはならない神経系でもあります。

同時に「交感神経系」は、身体が動くことを可能にしているもので、危険を感じると「逃走・闘争反応」を選択して神経システムを稼働させ、生理学的に状況に対応しようとします。

「腹側迷走神経」は、他人と適切につながって自他を癒し、愛し合い、実り多い人生を生きるために働く神経と言われていて、別名「社会神経」とも表現されています。

この腹側迷走神経は先にも述べた通り、生まれたての赤ちゃんでは未熟な状態であり、育っていく中で、関わる大人、特に養育者の温かな眼差しや韻律（トーンや抑揚）に満ちた声をかけてもらうこと、苦痛・不快を感じた際に優しくなだめてもらうなどといった

「神経系を落ち着かせるための調整」をしてもらうことで、初めて育ち、機能していく神経系なのです。

これら神経系を落ち着かせるための調整を自律神経系が自らできるようになることが大切で、これを**「自己調整力」**と呼び、この機能を育てることを「レジリエンスを育む」と言います。そして、何歳になっていても、この機能の回復は可能なのです。

赤ちゃんの未熟な「腹側迷走神経系」は、養育者の持っている神経系のシステムの影響を強く受けて育まれていきます。怖くなってしまうかもしれませんが、言い方を変えると「より関わる養育者の神経系の特徴を複製（コピー）していく」とも言えます。

苦痛に感じたときに自分をどのように慰め、一旦優位になった交感神経系をどう腹側迷走神経系が迎えに行って落ち着かせるかをそばにいる養育者から学習するのです。

共鳴

この「養育者の神経系の特徴を複製（コピー）する」ということに関しては、人間の持つ「ミラーニューロン」という神経細胞について知ることも、副次的に役立つかもしれません。

現在、数々の研究が行われていますが、ミラーニューロンとは、他人の行動を観察すると、まるで自分が行動しているかのように、自分のニューロンが活動することを指します。

人間においては、前運動野と下頭頂葉において、ミラーニューロンと一致した脳の活動が観測されています。腹側迷走神経系には「社会交流システム」という役割があり、顔と頭の横紋筋を制御する神経経路を司っていて、これには有髄神経である腹側迷走神経、三叉神経、顔面神経、舌咽神経、副神経が含まれています。

この社会交流システムは、コミュニケーションにおいて強く前面に出て、他者との交流を深める際に、声や表情を使って相手に安全を伝え、相手の防衛本能を抑制する働きをすると、ポリヴェーガル理論では説明されています。

また、ポージェス博士は次のようにも述べています。

「交感神経と腹側迷走神経の働きは拮抗しており、交感神経優位になると腹側迷走神経の働きは弱まる。すると、顔の上の筋肉が緩み、口元の筋肉が緊張し、『安全である』という合図を出すことも受け取ることもできない。また、歌うなどで発声をすることによって『社会交流システム』を構成する神経に刺激を与えると、この社会交流システムは活性化する」

さらに、コロラド大学心理神経科学学部のパベル・ゴールドステイン氏による生理学上のカップリングの研究では、「視覚的に観察し合う者同士で、呼吸や心拍の同期が生じ、仲の良い者同士だったり、接触があると、より共鳴具合が強くなる」としています。

こうした研究からもわかるように、ともに一緒にいることで互いのミラーニューロンが反応し、生理学的にも共鳴することは研究でもわかっているのです。

この大切な「自己調整力」は、養育者に慰めてもらったり、温かな眼差しや韻律のある声をかけてもらったりすることで育っていくので、養育者の神経系が落ち着いていて、養育者自身が自分のことをなだめることができる自己調整力を持っていると、非常に強みになるということがわかると思います。

海外の研究では、入院治療の子どもの付き添いをしている母親が直接メンタルのケアを受けたケースでは、その子どもの予後が良いという研究結果があります。子どもの予後を良い方向にしたいのであれば、付き添いをする母親の心と身体のケアが重要であることは、ここでさらに理解できたと思います。

子どもが疾患を持っているお母さんのことをみんなで大切にサポートしてください。専門家や身内の方は特にこういった認識と実際の行動は必要になってきます。

第 4 章

医療的トラウマへの治療的介入

ここの章では、私たち専門家が
さまざまな状況下において、どのような方法を用いて、
それぞれの症状の改善をサポートしているのかについて、
具体的に紹介していきます。

1 ホリスティックメディカルタッチ（HMT）

アメリカ在住でソマティック・エクスペリエンシング上級トレーナーでもあるキャシー・ケイン氏と、同じくアメリカ在住でオースティン・アタッチメントカウンセリングセンター代表のスティーブ・テレール氏は、ポリヴェーガル理論による発達性トラウマの治療に関する著書である『レジリエンスを育む』の中で、タッチセラピーの役割や効果について紹介しています。

そこで、「カナダのセント・フランシス・ザビエル大学心理学科のビゲロー氏が2014年に、乳児にとって皮膚と皮膚との接触は、母乳育児や乳児の体重増加を促すために必要な母子の絆を強めて、双方の免疫機能を高め、ホルモンの安定が図られることを明らかにしている」と書いています。

また、ルーマニアの孤児院の研究においては、孤児院で過ごした期間が3ヶ月以下の乳児と6ヶ月以上の乳児を比較して、「12年後」のホルモンの数値が違うことも突き止めています。

その内容として、6ヶ月以上孤児院にいた子どもたちのほうがコルチゾールの量が多く、また愛のホルモンとも言われるオキシトシンや、寝ている間におしっこをしないで済むような抗利尿ホルモンのバソプレシンなどの量が少ないという結果が出ています。

皮膚と皮膚との接触は、子どもの発達や将来の健康に著しい違いを生むことを示唆する研究は数多くあり、新生児にとって、タッチは神経系を落ち着かせ、眠りを改善させるとビゲローの言っていることをキャシーとスティーブが『レジリエンスを育む』の中で紹介してくれています。

また、タッチは養育者と子どもの両方の絆を育み、生理学的な変化を促進して、より良い自律神経の調整を提供します。

さらに、アメリカのマイアミ大学内に設置されたタッチ研究所のティファニー・フィールド博士によると、マッサージセラピーは新生児にとっても、大人にとっても以下の恩恵をもたらすと紹介しています。

- 早産児の体重増加を促す
- 集中力を高める
- うつ症状を緩和する
- 痛みを減らす

・ストレスホルモンを減らす
・免疫機能を高める

また、キャシーとスティーブは、タッチは内受容感覚を発達させると言っています。内受容感覚は、ポージェス博士が子どもの第六感として、生き延びるために重要な役割を果たすとしています。

キャシーとスティーブは、「この内受容感覚が正確に掴めるようになると、自身の生理学的なシステムの調整を助け、安心感や安全とのつながりの感覚を促し、レジリエンス（回復力やしなやかさ）の土台となる」と述べています。

さらに、「最近の研究では、脳に生涯にわたる可塑性が備わっているという証明がされていることとは、セラピーによる調整やタッチがあれば、ダメージを受けた神経・生理学的な構造についても、修復が可能であることを意味する」とも述べています。

また、「病気と入院が長期化した場合も、トラウマの余波のような症状が多く現れるので、適切で安全なタッチを用いることで、それらが改善する可能性があり、深刻な初期のトラウマでさえ修復の可能性があることは朗報であり、臨界期を過ぎていても、タッチによる調整を行うことで、健康と幸福に何らかの肯定的な影響を与えることができる」とし、

「大切なのは、その子どもたちが受け取ることができなかったものを与えることだ」とビゲローの言葉を紹介しています。

スティーブ自身も「私の心も身体もトラウマの宝庫であったが、世界各国の一流で安心・安全な恩師たちに、私が子どもの頃にもらえなかった多くのものをもらうことができたと思う。そのおかげで、今はトラウマ反応に翻弄されることもなく、心身ともに幸せだ」と言っていますが、私自身もまったく同じ思いです。

キャシーとスティーブの『レジリエンスを育む』で紹介されているのですが、1995年のホートン氏らが発表した「精神療法におけるタッチ・患者を対象とした調査」の中に興味深い研究があって、臨床に治療的タッチを統合している臨床家のほうが、クライアントの満足度が高いことが明らかになっています。**「治療的タッチをしてもらったクライアントさんは、臨床家がより自分に関心を持ち、深く理解されているという感覚がある」**と報告しているのです。

確かに、私自身もアメリカの恩師から受けたタッチの効果が今も感覚としてしっかり残っていて、遠く離れていても、心がつながっている感覚になれています。

安心・安全で健全な治療的タッチは、まさに協働調整、慰め、なだめ、つながりの感覚をもたらす「人間のコミュニケーションの1つの形」であるとキャシーとスティーブは言っています。

こういう効果があるタッチですが、先に記載したHPA軸に関係があって、自律神経系の自己調整に深く関わっている「副腎」を中心にアプローチしていきます。医療的トラウマに関しての介入は、記憶になく、説明できないものであっても、そのトラウマを受けたであろう状況をアセスメント（査定）しながら、神経生理学的な反応を見つつ、本人の神経系が自ら自律神経系を調整するサポートをしていきます。

前項で紹介した自律神経系のハシゴの図（100ページ）から説明すると、自律神経系で常に真ん中の交感神経系の場所に留まる傾向がある人や、ハシゴの一番下の背側迷走神経系の場所に留まる傾向がある人の神経系に対して、ハシゴの一番上の安定した状態である腹側迷走神経系の力を育てることを促すのが、ホリスティックメディカルタッチ（HMT）なのです。

たとえ交感神経の状態になって、逃げるか、闘うかというモードになっても、または背側迷走神経系で生命の危機モードになっても、腹側迷走神経系の力が育っていると、興奮したり、凍りついていたとしても、安定した腹側迷走神経系が、その状態の神経系に迎えに行き、安定圏内に連れ戻すことができる、つまり**「自己調整力」が働き、落ち着くことができるようになる**のです。

凍りついて静かになったのではなく、安全で落ち着いた神経系の状態だと、冷静で理性的な思考を吟味できる前頭葉も働くことができるので、今まで得た知識や経験からも解決策が見つけられたり、より適した対策のための行動ができたりします。

闘う意味で怒鳴ったり、罵倒したり、相手を攻撃したりせず、また逃げる意味でいじけて引きこもったりせずに、適切な自己主張ができたり、何かしらの問題解決に自ら動くことができる可能性が広がるのです。このように、**性格というよりも「神経系の状態」で私たちの言動は変わります。**

そのために、医療的なトラウマから交感神経優位で逃げるか、闘うかの日常の神経状態になっていたり、トラウマが凄すぎてハシゴの一番下の生命の危機状態に留まったりしている神経系に対して、少しずつトラウマ反応を溶かし、神経系の中のハシゴの一番上にある腹側迷走神経の力を育て、その力で自己調整できるようにしていくのが、ホリスティックメディカルタッチ（ＨＭＴ）なのです。

ホリスティックメディカルタッチ（ＨＭＴ）は、魔法でも何でもありません。

クライアントさんとともに、トラウマになった医療行為の場面を5秒ほど思い出し、そのときの自律神経系の反応に焦点を当てて、交感神経反応や背側迷走神経反応で身体に起こった生理学的な反応をキャッチします。

そして、生理的反応で表出した症状（震え、心拍上昇、涙、寒気、喉の詰まり、筋肉の緊張、痛みなどなど）から、そのときに逃げるか、闘うかで**チャージされたエネルギー（トラウマのエネルギー）を安全に放出させ、人とのつながりで育つ腹側迷走神経系をセラピストとクライアントとの安全なつながりで構築し、その腹側迷走神経系の力を定着させていくのです。**

この施術には特別にトレーニングを受けたセラピストがいるので、医療的なトラウマには心よりお勧めします。

実は幼少期の生育歴の中のトラウマ、昔の事故や怪我、医療行為などの出来事があったために、長く偏頭痛に苦しんでいたり、パニック障害、対人恐怖、原因不明の不調などに悩んでいたりする方が、ホリスティックメディカルタッチ（HMT）を受けることで、その症状を改善しているケースが本当に多くて、私自身が驚かされています。

2 カウンセリング

カウンセリングの効果として有名なものに、「カタルシス効果」というのがあります。浄化という説明もされてはいますが、これは対処困難な衝動、欲求、感情、あるいはその葛藤などを言語的または非言語的に表現することを通じて、意識化したり、表現したりすることで、精神症状や問題行動を消失する効果のことを指します。

カタルシスを最初に用いたのはオーストリアの精神科医であるブロイアーで、当時彼の患者であったアンナ・Oのケースは臨床家の中では有名です。

このカタルシスという現象は、無意識の意識化を重視する精神分析理論の大きなヒントとなっていき、アンナ・Oの無意識の中にあるものの言語化による治療効果について、のちにフロイトが精神分析として発展させていきました。

これだけカウンセリングが普及したので、皆さんも語ることで気づき、癒されていくことの大切さがわかるかと思います。

医療的トラウマの中には、先の記述にもあるように、医療処置以外に、医療スタッフから受けたものもあります。こうしたトラウマに関して、特に胸のうちを語って気づくことや感情の浄化が起こることは、トラウマ緩和のための大切な作業になります。

前項で説明した自律神経系の調整としてのホリスティックメディカルタッチにも、必ずカウンセリングは併用します。

3 プレイセラピー

思春期の子どもさんには、語るだけのカウンセリングで十分成り立つのですが、幼いお子さんの場合には、語りを含めた遊びを通してのトラウマの治療として、プレイセラピーを行うことがほとんどです。

実際には、年齢に合わせた活動を取り入れ、本人の医療的トラウマになっているであろうものを、症状や聞き取りなどからアセスメント（査定）していき、その治療になるようなプレイセラピーを行います。子どもは遊びを通してトラウマに向き合い、表現することで症状が消失できるということになります。

例えば、激痛を伴う治療をした後や、絶対に口に入れたくないような薬を飲まされた後に、睡眠障害の症状が出たという子どもの場合、プレイセラピーでは、人形やぬいぐるみに同様の治療場面を何度も繰り返し再現して遊ぶことを提供し、安全に見守ることにします。すると、その結果として睡眠障害が緩和して、眠れるようになるということは珍しくありません。

子どもの医療的トラウマに関しては、専門的な知識を学び、治療におけるトレーニングを受けた専門家であるＭＣＴ（メディカルチャイルドセラピスト）がいるので、それに関しては後述します。

4 家族療法

子どもの診断・告知からの入院・治療に際し、医療トラウマになり得る本人への影響、保護者への影響、きょうだいへの影響については先に述べました。

それぞれの個別カウンセリングやプレイセラピーは非常に大切ですが、さらに家族全体を同席させる家族セッションを併用することで、より一層の効果が期待されます。

前に「アメリカでも日本でも何らかの機能不全な家族は全体の80％にのぼる」と紹介しました。となると、お子さんがある日突然、調子を崩し、病院に行って検査をした結果、小児がんという診断と告知を受けたとすると、その告知前に家族の関係性に何らかの問題があった可能性も高いわけです。

もしかすると、どちらかに何らかの依存傾向があったかもしれませんし、相手のその依存傾向に対し、片方は寂しかったり、不満や怒りを溜め込んでいたりする可能性もあります。また、お互いにコミュニケーションがうまく取れず、関係性がギクシャクしていたり、冷戦状態であったりするかもしれません。

さらには、DV（ドメスティック・バイオレンス）で、夫婦関係で身体的、精神的な暴力が日常になっているかもしれませんし、どちらかの親が生活にいっぱいいっぱいで、精神的に追い詰められていて、つい子どもに八つ当たりをしてしまっている可能性だってあるのです。

これは外から見ると、虐待や最近の言葉では前述の「マルトリートメント（不適切な養育）」となりますが、**このような状況は、養育者自体が必死に頑張っていっぱいいっぱいになっているわけで、本来は養育者を罰するのではなく、サポートする必要があるのです。**

こうした状況は、決して珍しいことではありません。特別なことでもなく、日常に溢れています。だからと言って、普通に見過ごしていい問題ではなく、お子さんの病気の治療がスタートする上では、第1章の「患者自身の要因」に間接的に影響してくるのです。

子どもの神経系の特徴は、近くにいる養育者の神経系の特徴に似てきますから、付き添いをする側の養育者と家族の生活のために経済的に支えている側の養育者の関係性は、大変重要になります、

それぞれの養育者が互いに愛を持って互いのことを理解する努力をし、互いに違いを尊重し合い、コミュニケーションを取り、しっかりサポートし合っていくことには、とても

意味があります。そして、そうすることが子どもにとって、大変な治療を乗り越え、医療的トラウマをできるだけ予防して、予後を少しでも良い方向へ向けるためにいかに大切かは、わかってもらえるのではないでしょうか。

子どもの入院・治療だけの問題ではなく、それ以前に家族の中に静かに進行していた問題が並行して存在することがあるのです。

診断・告知から長期治療を受けている間、また退院後の生活でも、この「家族療法・家族セッション」は非常に役立つでしょう。お子さんのストレスを少しでも軽減することで、お子さんの免疫力を上げるためにも効果があります。

家族の問題を見つめることは、勇気がいることなのは経験上もわかりますが、お子さんの予後のためにも、ぜひ勇気を持って取り組んでいけるといいですね。きっと母親や父親の立場のあなたも、子ども時代に育った家庭でストレスがあったのではないでしょうか？

5 グリーフケア

臨床心理の業界には「グリーフ」という言葉があります。「喪失体験」と関連があるのですが、日本語では「悲嘆」と訳されています。

悲嘆というのは「悲しみ」と「嘆く」という2つの漢字で成り立っています。読んで字のごとくで、グリーフは悲しみ嘆くことを指しますが、「喪失体験によって起こる悲嘆」として考えられています。小児がんなどの周りには、次のように、深くて大きな悲しみを伴う喪失が横たわっています。

- 養育者にとっての健康な子どもというものの喪失
- 当たり前にあった日常の喪失
- 今までの外見（容姿）の喪失
- 今までの機能の喪失
- 自由の喪失

そしてその最たるものが、治療をして頑張って耐えたのに、無情にもお子さんが天に召されてしまった「お子さんの命・存在の喪失」でしょう。

日本では死に対して非常にネガティブな意味づけをしていて、そのことについて語ることをタブー視する傾向がまだ根強いので、遺族も周りもそのことに触れずにいる傾向があります。中には、家族内でも語ることができない場合があります。

私は思春期の子ども時代に母親が自死で亡くなってしまったのですが、死後にその件については誰にも触れてもらえませんでした。

もちろん興味本位で何かを言われるのは逆効果ですが、グリーフの知識があって専門のトレーニングを受けている人がいる安全な場で、死について語ること、喪失を遠慮なく嘆くことは、非常に大切な役割を持つものになります。

当然、前に紹介した精神科医のキューブラ・ロスが提唱した悲嘆のプロセスにあるように、死をいきなり受け入れられるとは限りません。家族自身が語りたくないプロセスもあってていいのです。

ただ、そこに同胞・きょうだいが存在する場合には、語ることができる場、聴いてくれる人、説明してくれる人、どんな感情であってもそのままを受け止めてくれる人が必要なのです。

これは養育者も同様です。語りにくいことにこそ、カタルシス効果は必要です。

日本は泣くことに対しても閉鎖的で、泣いていると叱られることさえありますよね。泣くこと、嘆くことをそのままにしていると、不健康な状態になることがあります。溜まっている涙を安全な場と安全な人の前で流してあげることは、大事な作業です。

私も子ども時代に母を亡くしてから、16年間も何も感じないように悲しみに蓋をして生きてきました。なので、そこからその悲しみに向き合う作業は、当然辛く苦しい作業でしたが、その後の人生が大きく変化したきっかけになったのも、紛れもない事実です。時間をかけて少しずつでも大丈夫です。抱えている喪失に対して、涙を流してあげることを自分に許してあげませんか？

6 グループ療法

専門家から個人的に受けるものを個人セッション、家族メンバーで受けるものを家族セッションと言いますが、それとは別に、似た経験を持つ他人同士が3人以上で受けるものとして、グループセラピーというものがあります。

このグループで受けるグループ療法は、とてもパワフルで効果があると言われていて、臨床心理の世界では集団精神療法などとして、多くの治療効果を出しています。

グループ療法に関する研究の第一人者であるヤーロムの提唱した「グループの治療的因子」について、日本赤十字看護大学の武井麻子教授は著書の中でこう述べています。

「グループではメンバー同士がさまざまな体験を語り合うが、それは同時に問題解決に直接役立つ情報にもなり、しかも、自分の辛い体験を語ったり、他の人の話すことに耳を傾けたりするだけで、誰かの支えになったり、役に立っていると知る体験は、それまで自分の問題だけに囚われ、無力感に陥っていた人にとっては、自分の価値を再発見する体験である」

私が子どもの頃からの自殺願望やうつ病傾向がなくなって、トラウマの後遺症から回復したのも、最初はグループ療法によるものでした。

カウンセリングやセラピーの効果の中に「バディ効果」と「アウェアネス効果」というものがあって、個人セッションでも得られるのですが、グループによってさらにその２つの効果を深く得ることができます。

グループでのバディ効果というのは、**否定や変な励ましなどを受けない安全な場で語ることや、似た経験を持つ他の人の話を聴くことで「自分は１人ではない、似たような人がいるんだ」という安心感を得て、孤独感から解放されるという効果**です。

孤独感はさらにネガティブな方向に行きやすいので、このバディ効果によって視野が広がることはとても役立ちます。

次に、グループでのアウェアネス効果というのは、「気づき」という意味になります。同じような経験や思いを持つ他の人の話を聴いたり、自分で語ることによって、この気づきが得られ、自分の考えが整理できます。整理できることで、次のステージに向かえたり、より良い選択ができる可能性が広がったりします。

たった1人で自分の気持ちを閉じ込めていたものが、これらの効果をもとに自然に変化していき、次のステージへと進化していくことが可能なのです。どん底な気分で今すぐ死にたかった私でも、こうして変化することができた実績があるので、ここは自信を持ってお伝えできるところです。質の良いグループ療法・ワークショップは特にお勧めです。

第5章

医療的トラウマの予防

この章では、子どもが医療的トラウマを
受ける可能性を極力低くするために、
「プレパレーション」と「ディストラクション」という
2つの考え方を説明していきます。

1 プレパレーション

プレパレーションというのは、子どもが病気になって起こる出来事について、心理的な準備を行い、対処できる力を高められるように、家族（保護者）とともに子どもを支えるすべてのプロセスを指します。これらを通して、「子どもの権利」や「病院の子ども憲章」を尊重し、子どもと家族のＱＯＬを高めることがプレパレーションの意義になります。

子どもというのは、子どもと家族が思う以上に賢い脳を持っています。我が子だと、普段の甘えなども見ているので、なかなかそうは思えない保護者の方もいると思いますが、その子どもの発達段階に合わせて、そのためのトレーニングを受けている専門家が適切な説明をすると、ほとんどの子どもは理解することができるのです。

皆さんにも想像してほしいのですが、行ったことがなくてまったく情報のない場所に１人で旅に行くのと、その土地の地図やさまざまな情報を知ってから旅に行くのとでは、不安感や恐怖心に違いがありませんか？　不安感や恐怖心が違えば、警戒体制を取る度合いも変わるでしょうし、ビクビクする度合いも違うのではないでしょうか？

医療行為がまったく怖くないというのは幻想で、大人でもだいたい怖いものです。です

から、それなりに怖いのは自然なことですし、病的ではない「ある程度の警戒心」は注意力に結びつくので、少しはあったほうがいいとも言えます。

例えば、夜にリラックスしていて聞こえてくる物音と、何だか急に怖くなってから聞こえてくる同じ物音は、警戒心の度合いが違うので、反応も変わってきますよね。

前者は副交感神経系の腹側迷走神経モードで、後者は交感神経系モードで過覚醒状態ですから、同じ物音だとしても、驚いたり、脅えたりした後に出るストレスホルモンであるコルチゾールの分泌量は違ってくるでしょう。後者の神経系の状態にあるほうが、医療的トラウマのリスクが高くなるのはわかってもらえると思います。

子どもへのプレパレーションとして、こうした状況に対して少しでも準備をしておき、安心して受け止められるようにしておくことが、トラウマになることへの予防となります。

子どもが次に何が起こるかを理解しておくことは、非常に大切です。一般的に子どもはこの次にどうなるかを知っていると、より良い対処ができるということが、メイガンとメリッサの研究にあります。実際に、点滴注射のたびに大泣きして大暴れをするケースで、安全の維持の意味で毎回押さえつけて処置を行っていたところ、ある日とうとう看護師さんの腕に噛みついてしまったことがあります。

周りの医療関係者は、たまったものではありませんよね。その子のための医療行為で噛まれてしまうのですから。痛いですし、悲しいですよね。親としても、子どもと引き離されて、処置室から我が子の泣き声や悲鳴、暴れているであろう様子が聞こえてくるのは辛いものです。親だってたまったものではありません。でも、一番たまったものではないのは子ども本人なのですが……。

そのケースで相談を受けたセラピストの私がしたことは、外出許可を得たときに私のセッションルームまで親子で来てもらい、4歳のそのお子さんへの「点滴押さえつけトラウマ」に対する「人形を使ってのプレイセラピー」と、「どうして点滴が必要なのか、点滴の効果、しないとどのようなことが考えられるか」の説明、さらには「注射器とその方法」などに関しての絵と人形を使った説明です。

結果はどうなったと思いますか？　そうです。次の点滴では看護師さんに噛みつくどころか、静かにシクシク涙を流しはしますが、一切暴れずに受けることができたのです。

奇跡でも魔法でもありません。理解して、準備できた子どもの力です。医療スタッフの方々の驚く顔が見たかったです。ちなみに、私がこの技法や理論を学んだのは、アメリカのＣＬＵ（チャイルドライフ・ユナイテッド）の創始者であり、理事でもあり、自らもＣＬＳ（チャイルドライフスペシャリスト）でもあるコートニー・モーランド先生です。

私がテキサスの子ども病院に研修に行った際に見たものは、日本とはかけ離れている光景とシステムでした。大病院の中に、プレパレーションなどで子どものサポートをする専門家が常勤していて、そういった大勢の専門家が職員室のような広い場所にいて、アートセラピーや音楽セラピーなどさまざまなスキルを持って子どもたちに提供しているのです。

また、病院内に付き添いをしている親御さんが、心を落ち着かせるための空間として教会の祭壇まで設置されていました。付き添いは身体だけでなく、不安などで心もしんどいでしょうから、イライラしてしまうこともあると思うので、こういったスペースもあって、日本との違いに驚きました。

私もテキサスの子ども病院とまではいきませんが、小児科を併設し、入院施設はないので、病室ではなく、ご家族に私のセラピールームまで来てもらい、セラピストとしてできる得るプレパレーションのサポートをしています。

そこでは子どもに対して、自分の治療や検査への理解を促すために、緊急時の治療や検査以外は「時間」というスペースを与え、その子の理解力に合わせて丁寧に説明してあげて、恐怖心や警戒心を少しでも減らして、心の準備をする機会を与えています。

もし泣いてしまったとしても、それは健全な反応です。「泣かないで」とか「我慢して」と言うのではなく、「怖くて涙が出ちゃうね」と共感してあげてください。**怖いときや不安なときに涙を出せるのは、脳神経生理学的に健康なこと**なのですから。泣くほど悲しく辛い処置は、あとでトラウマケアとしてのプレイセラピーを受ければ大丈夫です。

2 ディストラクション

痛みなどの苦痛を感じる医療行為を受けるときに、神経系の状態が交感神経優位になってしまうのは、恐怖心から当然であることは先に述べました。

しかし、交感神経系がマックス優位になりすぎて興奮したままでは、トラウマが深くなってしまいます。閾値を超えた場合、生存本能としてのフリーズ（凍りつき）反応でおとなしくなったとしても、より重症なトラウマになってしまいます。たとえ恐怖で交感神経系が優位になったとしても、少しでもその度合いが少なく済むことは大切です。

例えば、医療行為の際に一点集中して注射の針が身体に入るのを待つよりも、少しでも気持ちを逸らすことが役立つことを知ってほしいです。意図的に気を逸らすのをサポートすることをディストラクションと言います。

専門家が病院に常勤している場合はやってもらえるし、MCT（メディカルチャイルドセラピスト）には病院に同行してくれるサービスもあります。そうでない場合は、ご家族での対応も可能です。それについては後述します。

第6章

医療的トラウマをケアする実例

この章では、実際の医療的トラウマの実例として、
小児がん関係のケース2つと、
それ以外のケース2つを挙げ、
それぞれどうケアをしていったかを紹介していきます。

1 小児がん長期治療のケース［壮真くんの例で考える］

まずは、冒頭に登場してもらった佐藤壮真くんの手記に関して見ていきましょう。

壮真くんのケースは読んでわかる通り、決定的な医療的なトラウマの宝庫とも言える状態です。実際、治療が終わってから悪夢という形での症状もありました。

悪夢は寝ている間のフラッシュバックと捉えているので、セッションの際に悪夢が報告された場合は、ホリスティックメディカルタッチで扱っていきます。

壮真くんの場合、シングル世帯で母1人、子1人の家庭環境でした。母親が1人で感じる心細さのほかに、ご自身も生きにくさを抱える中で、息子さんの入院・治療を支えてきたその苦しさは、想像を絶するものがあります。

しかし、そのような状況下でも、母親の認識が高かったことが大きなポイントだったと私は考えています。母親が私という専門家とつながり続ける選択ができる先見の目を持っていたので、壮真くんも手記で書いていますが、それが彼自身の運の強さの1つであると私は感じていました。

子どもは自らセラピーにかかることはできないので、医療的なトラウマを回復させてい

くためには、保護者の選択が決め手となります。特に壮真くんの母親は、家族セッションにも協力してくれる認識の高い方でした。

母親に「入院・治療の際に、何もかも捨てて死にたい気持ちにならなかったか」と尋ねたところ、「必死すぎて、そんなことを思う余裕もなかった」と語ってくれたのが印象的でした。この必死さが母親自身の底力だと思います。

このような母親がいたおかげで、壮真くんは悪夢というフラッシュバックが表出するたびに報告してくれて、ホリスティックメディカルタッチによって、悪夢の症状も鎮静化できました。

それでも、医療的なトラウマが神経系的に深刻すぎて、ハシゴの一番下の「生命の危機」状態にあって背側迷走神経系が優位なので、感情が凍りつき状態を維持している傾向があり、自分の活動を自由に楽しんだりするトレーニングはまだ必要かと感じています。

ただし、他に対人恐怖的なものやパニック症状的なものは、以前に比べるとかなり軽減していて、私のコミュニティでの教育活動で講師を務めてくれたりして、彼なりのスピードで少しずつ成長しているのが見て取れます。対人恐怖的、社会恐怖的な要素を持ちつつも、高校を卒業できたのはかなり大きなことだと思っています。

私のコミュニティは小児科や精神科を併設しているのですが、薬物療法はせず、別の治療法で関わっているので、違う小児科で処方されている薬剤もドクターと相談しながら、薬の副作用も含めて経緯は観察しています。

治療の期間、学校を長く欠席していたにもかかわらず、IQ脳力検査の結果、IQが高いことがわかったのは、この先の人生を考えても可能性や選択肢は広がったと思っています。私の個人的な見解としては、これだけのIQを持っているし、小児がんのケースに対して将来的に誰よりも共感できる専門家になれると思うので、私のような仕事に就いてもらえたら嬉しいなと感じています。もちろん本人の希望次第ですけど……。

2 疾患による入院治療のケース［和也くん8歳（仮名）］

和也くん（8歳）は急性リンパ性白血病のために入院して長期治療の末、完全寛解に至りました。彼は高熱が続き、風邪として様子を見ていましたが、その後の検査で急性リンパ性白血病であることがわかり、長期入院での治療を受けていました。これは小児に高率で発症するタイプの白血病と言われていて、現代では80％が完全寛解する疾患となっている小児がんの一種です。

和也くんは非常に苦しく痛い検査と治療に耐えるしかなく、両親もこの現状に対して、日々を必死に過ごすのがやっとの状態でした。ちなみに、和也くんには2歳上のお姉ちゃんが1人いました。

このケースは珍しく、父親が私の存在を知り合いから聞きつけてセッションの予約を入れ、会うことになったことから始まりました。私のセッションを受ける理由主訴は、「子どもの笑顔がまったく出なくなった上に、8歳なのに死にたいとときどき言うようになったことが気になる」とのことでした。8歳の息子の笑顔がなくなったと感じることも、死にたいと言われることも、父親にすると耐え難く、辛いことだと思います。

最初は来所したのが父親だったので、本人の個人セッションとしてカウンセリングを行い、診断・告知のトラウマとして、あの日から今まで当たり前だった日常を失ったグリーフとしてのセッションを行いました。話を聞いていくと、あまり眠れていないことがわかったので、自律神経系の調整としてホリスティックメディカルタッチをさせていただきました。その後、睡眠の改善は見られたようです。

その後も引き続きサポートを希望されたので、まずは家族で来られる日があったら来てもらうように提案し、その後に和也くんを除く家族全員と無事に会えることができ、和也くんが懐いている母方のおじいちゃんやおばあちゃんとも大家族セッションをしました。

セッションは、セラピストがどの立場の気持ちも尊重することで安全性をつくるようにして進めました。それによって、**お互いに立場によって感じることや考えることが違っても、それを否定したり、直そうとするのではなく、互いの立場を理解し合うことで、それぞれの心にスペースもでき、みんなが涙を流すこともできた後には、互いに支え合いをしていこう**という話になりました。

その後、和也くん本人も外出許可を得て、お母さんと一緒に私のもとを訪れ、外出許可のたびに継続してプレイセラピーを受けに来られました。

もともと和也くんは活動的で、自分でいろいろなことに挑戦するお子さんだったようですが、最近は何をするにも不安があるようで、お母さんから離れられなくなっていました。これは立派な不安症の症状です。

不安症の背景にトラウマが隠れていることは、私たち専門家の間では当然の認識です。特定の1つの出来事からではなさそうだったので、「病気についてのプレパレーション」「抗がん剤の説明のプレパレーション」「抗がん剤の副反応の辛さのプレイセラピー」「学校の友達へのコンプレックスのカウンセリング」「嫌いな看護師さんのことのカウンセリング」「お母さんがイライラしているときのことのセラピー」などなど、さまざまなテーマを扱っていきました。

睡眠の問題やかんしゃくも病院内ではあったようなので、自律神経系の調整としてのホリスティックメディカルタッチも併用しました。

治療の間にあった母親から離れられなかったなどの不安症や睡眠障害、かんしゃくといった症状は、見事に変化しました。

奇跡でも魔法でもないのです。知識を得て子どもに適切な対応をして、必要なサポートをすると、変化するのは自然なことなのです。もともと持っている自らの力、自己調整の力なのです。

3 怪我による緊急搬送と手術のケース［廉くん5歳］

こちらのケースでは許可を得たので、実名で紹介します。

廉くんが5歳のとき、自宅のお風呂場のガラスドアにぶつかり、割れたガラスが腹部と足に刺さって内臓まで達してしまいました。ローカルな町に住んでいたため、救急車で90分程度の近隣の病院に運ばれ、緊急手術となりました。

廉くんは自分の気持ちをはっきり言える子で、そう育った背景には、母親が心理の学びをしながら、自身のトラウマにも向き合ってセッションを受けていたので、廉くんにも良い影響があったのだと思います。

もともと運動神経がよく、明るくユーモアもあって元気いっぱいの廉くんは、無事に大手術を終え、日を追うごとに元気になって、入院の後半では、病院の廊下を走り回れるほど回復しました。

内臓まで達していた大手術だったのに、驚異の回復をして退院に至るのですが、自宅に戻ってからずっと母親に抱っこされたままで、自宅の床や絨毯の上を歩くことができなくなっていました。家事もあるので母親も困ってしまい、私のところに廉くんを連れてきました。

このときの主訴は「退院して帰宅してから、家にいるときにはずっと抱っこで降りてくれなくて、家事などができずに困っている」というものでした。

一般的には、退院後のただの甘えだと見過ごされて、困った親は強制的に子どもを抱っこしないで叱りつける可能性が高いと思います。でも、廉くんの母親は心理学を学び、自身もカウンセリングなどを受けていたので、どこか不自然な症状に直感が働いたのでしょう。専門家の私に助けを求めることができました。

私は今回の怪我だけではなく、その怪我に関連するトラウマの可能性を考えました。5歳ですので、状況のアセスメント（査定）をする上で、本人からの聴き取りではなく、母親と廉くんとの親子セッションを行いました。

まずは、怪我自体がトラウマになっているのはわかりますが、ずっと抱っこで決して床に降りないということに注目しました。**怪我当日のことを詳細に母親に語ってもらい、その内容を5歳の子どもが理解できる言葉に置き換えて、リフレクティブ・リスニング（聞いた内容をそのまま返す）で内容を整理していきました。**

1つ1つ丁寧に聴き取り、子どもにわかる言葉で整理していくうちに、怪我をして救急車が来るまでの間、「居間の絨毯の上に寝かされていたこと」、そのときに「大量に出血した血が絨毯についたこと」がわかってきました。

その話を母親が話したときに、廉くん自身も会話に入ってきて、5歳なりに必死に様子を話してくれました。

その際に、身体の反応、正式には「生理学的な反応での身震い」が見て取れたので、そこを見極めて強調し、私も一緒に「思い出しただけでうわ〜〜ってなるね！」と身震いのゼスチャーを大袈裟にしてみせました。2人で身震いゼスチャーです。

これは、ミラーニューロンを活用した、神経生理学的な変化をもたらすホリスティックメディカルタッチの触らないで行う方法です。

さらに、血がついてしまった絨毯は新品に替えられていることがわかり、そのことを強調して伝えたところ、同様の色のものなので、廉くんが気づかなかったことも判明しました。その1回のセッションで、自宅に戻った廉くんは何事もなかったように、床や、絨毯にゴロゴロと以前のように寝転んだそうです。

どうですか？　奇跡でも魔法でもないんです。これも正しい理解と適切な介入で簡単に症状が取れる典型的な例なのです。

こちらのケースは1回で主訴となる症状が消失したケースではありますが、他の不安症も見られたため、継続してセッションをしていきました。

その中で「救急車の中で押さえつけられてベルトで固定されたことや、説明もなくただ押さえつけられたときに、動いて叱られて怖かった」ということも語られました。当然、救急隊に悪気はなく、緊急の対応をしただけなので、仕方のないことではあります。

この押さえつけられた感覚も、前回同様に、本人の身体的な反応がその場で見て取れたので、そのままミラーのように真似をして、大袈裟なゼスチャーで身体を身震いさせました。また、自分自身の出血で自分の中の血が足りていないのではないかという不安も語られたので、血をつくる食べ物について勉強したりして、少しずつ不安症も軽減していきました。

注射への恐怖心は長く残っていますが、現在の生活には支障は出ていないようなので、気長に必要なときに扱っていけたらと思っています。

4 緊急帝王切開のオペのケース【麻里子さん35歳（仮名）】

麻里子さんは、1回目の出産は普通分娩で行いましたが、2回目は促進剤を打っての出産だったとのことです。

促進剤については賛否両論があると思いますが、2019年の選択的陣痛誘発と予期管理との比較の研究では、次のように説明されています。

「陣痛促進剤は子宮の収縮を強める作用があるため、適切に使用しないと合併症のリスクがあります。子宮の収縮が強くなりすぎた場合、赤ちゃんが苦しくなったり、過度な使用は子宮の筋肉にダメージを与えるリスクがあります」

赤ちゃんに影響がないというドクターもいるようですが、医療品医療機器総合機構レギュラトリーサイエンスの土井氏は「薬事・温故知新」の中で、陣痛促進剤による子宮破裂と胎児仮死について報告していますし、私は周産期トラウマも専門で学んでいるので、何らかのリスクの可能性はあると考える立場です。

具体的には、母親の神経系の状態が子どもに与える影響、母親が摂取した食べ物、薬物、タバコ、アルコール、精神状態などの影響、また仮死、臍帯巻き、麻酔、鉗子、吸引、帝王切開などの出産時の状況による神経生理学的な影響など、多岐にわたります。

こうしたことはアメリカから学び、実際に自分のクライアントさんの中で多くの実例を知っているので、引き続き専門の学びを進めていくつもりです。

麻里子さんのケースも因果関係は証明できませんが、上のお子さんは促進剤と吸引分娩併用での普通分娩となっています。そのお子さんは多動で落ち着きがないなどの発達の問題を抱えて特別支援を受けているようです。残念ながら今の日本では、薬害との因果関係について研究調査しても、否定されて葬り去られて終わるでしょうね。

話を戻しますが、麻里子さんの2回目の出産は、緊急で破水と逆子のために帝王切開になってしまいました。これは私も同じ経験をしたのでわかります。

麻里子さんのオペは緊急だったために、バタバタして医療スタッフの方々も慌ただしいまま、麻酔などの手術の準備が始まったそうです。

問題は手術の最中だったのですが、麻里子さんは下半身麻酔のために意識はそのままあるので、先生と看護師さんの会話は聞こえています。

その中でオペの途中、カーテンで覆われていて向こう側は見えないようになっているのですが、突然ドクターが医療スタッフに対して怒り出し、「何をやっているんだ！　どうするつもりだ！」と大声で怒鳴ったそうです。

麻里子さんは驚いてしまったと同時に、カーテンで見えない向こう側で、何か自分の手術が失敗したのだと想像してしまい、恐怖でたまらなかったそうです。

しかも、麻里子さんは皮肉なことに、第1章で説明した「患者自身の要因」にある特徴を持っていたのです。

それは、生育歴として、機能不全家族、逆境的小児期体験を生き延びたＡＣ（アダルトチルドレン）ということでした。幼少期にアルコールを飲むと怒鳴ることが多かった父親とヒステリックな母親のもとで、長女として育っていたので、ドクターの怒鳴り声でトラウマ反応が起きてしまったのです。

このトラウマがなくても、ドクターの怒鳴り声を手術中に聞くなんて、第1章にある医療的トラウマの要因の中の「医療スタッフ側の要因」に当てはまります。麻里子さんの場合はそれに加えて、患者自身の要因のダブルでしたので、当然、医療的トラウマになっても不思議ではありません。

手術が無事に終わってからも、過覚醒状態が続いて、睡眠の質が下がり、イライラが増えていきました。そして、気づけば赤ちゃんを可愛いと思えない状況になり、産後うつという診断を受けるほどになっていました。

赤ちゃんは健康であれば、3時間置きに母乳を飲んでは眠り、また目覚めては母乳を飲むというのを繰り返して、1年程度経った断乳の頃に少しずつ続けて眠れるようになっていくものです。

最近は、いきなり長く寝かせるのが当然のようになっていますが、実際の健康な神経系の成長であれば、母乳やミルクを飲んで育つ間は、3時間置きに起きて母乳を飲んでまた眠るを繰り返して成長していくのが自然です。

麻里子さんの産後うつの症状としては、抑うつ状態が続き、笑顔どころではなく、ふとしたときに涙が勝手に流れてくるような状態でした。こういった母親の状態は、子どもとの愛着の形成に大切なミラーニューロン的に赤ちゃんにも影響し、赤ちゃんが安心できずに20分程度の睡眠ですぐ目覚めてしまうため、麻里子さんはますますイライラして悪循環に陥っていました。

麻里子さんは産後うつで私のもとを訪れたのですが、赤ちゃんの睡眠の短さに何か背景があると思ったので、聞き取りをしていったところ、出産のときの様子がわかったので、医療的トラウマとして介入しました。

まずは、私同様に帝王切開出産の手術というトラウマの治療として、麻里子さんと赤ちゃんにホリスティックメディカルタッチをしました。その後、赤ちゃんは嘘のように、3時間ずつ眠れるようになりました。

どうしてこうした効果があるのかを詳しく説明できないのが悔しいのですが、今後は効果のエビデンスが取れることを次の目標にして、活動していきたいと思っています。そのことを恩師に相談したところ、結果が出ていればそれがすべてと言っていただき、確かにそうだと思う気持ちはありますが、やはり理屈人間としてなぜなのかを知りたい気持ちは諦めきれないところです。

麻里子さんが出産の際にドクターの怒鳴り声を聴いたとき、交感神経系が優位になった後にフリーズ（凍りつき）反応を起こしてサバイブしたことがわかったので、そのトラウマへのケアとして、そのときに逃げるか、闘うかのために分泌されたアドレナリンやコルチゾールのエネルギーをディスチャージするための介入をしました。

具体的には、SE（ソマティック・エクスペリエンシング）やホリスティックメディカルタッチです。

麻里子さんはその後、過覚醒状態が少し落ち着き、リラックスできる時間が増えたようです。イライラはまだあるけれど、マックスのときの3分の1程度になったと言っていました。麻里子さんは機能不全家族で育ったAC（アダルトチルドレン）なので、ドクターに怒鳴られたことだけでなく、引き続き生育歴でのトラウマのケアを行っていく必要がありました。

現在、お子さんは7歳になりますが、麻里子さんは生育歴のトラウマのケアを受けながら、育児をこなしています。子どものことはときどき可愛いと思えるようになったとのことです。

これでも十分なのです。世の中の母親がすべて、子どものことを心から愛して育てていると思うのは幻想です。もちろん心から愛せる親もいますが……。

第7章

付き添う大人ができ得るサポート

この章では、専門家ではない両親でもできる
サポートの仕方があるので、
予防のために専門的な知識も含めて、
具体的なやり方などを広範囲に説明していきます。

1 親ができるサポート

医療的トラウマの予防も、症状でサインが出てしまった場合も、トレーニングを受けた専門家にお願いするのが一番良いのは事実ですが、子どもにとって一番の砦は養育者でしょう。どんなにヒステリックにキレてしまったときがあっても、そうではないときには甘えてくるでしょう？

子どもにイライラするときがあっても当然なんです。母親は他にたくさんのことをこなしているのですから。ある意味、キャパ越えしていても気づきにくいのです。しかも、小児がんなどによる治療入院で付き添いともなると、多くはメンタルをやられます。

私のところを見つけて訪れるこうしたお母さんたちは、不安、悲しみ、怒り、戸惑いなど、さまざまな感情を感じつつ、必要なときにフリーズ（凍りつき）の技を使って必死に子どものサポートをしています。

我が子が疾患を持つというのは本当に辛い経験であり、天を恨みたい気持ちになりますが、そんな状況の中でも、子どもにとっての最高の砦であるお母さんが、医療的トラウマの予防のためや、症状が出てしまったときにでき得るサポートが実はあるのです。この章では、それらをいくつか紹介したいと思います。

2 受容と共感

できるサポートして、まずは受容と共感がありますが、100%は無理でも構いません。先ほども書きましたが、そもそも小児がんなどの子どもの付き添いをしている段階で、メンタル的にはキャパ越えなのですから。少しでもやってみようかなと思ったときにやれれば十分です。できないことは専門家に任せましょう。

お子さんが治療や入院生活の中で、ネガティブな発言をしたときに、次のスキルを使ってみてください。

A「子どもの気持ちを変えようとしない」「冷静になる」と心の中で言い聞かせる

【例】　子ども：「最悪……」

母親　：①「自分自身の不安」と「子どもの気持ちを変えたい衝動」に気づく

②心の中で「子どもの気持ちを変えようとしない。落ち着け、自分」と3回唱えて深呼吸する

B リフレクティブ・リスニング（相手の言った重要なワードを使って返す）

【例】

子ども：今日はあの検査だよね。地獄だ。死んだほうがマシ！　お母さんはやらないからわかんないんだよ！

母親　：今日はあの検査だから死んだほうがマシだし、お母さんはやったことないからわからないんだって思うよね。

C アクティブ・リスニング（感情を汲み取って返す）

【例】

子ども：そうだよ！　いっつもお母さんは大丈夫、大丈夫って言うけどさ！　大丈夫じゃないんだよ！　お母さんもやってみろや！

母親　：やったことのないお母さんに大丈夫って言われても腹が立ってくるよね。お母さんがもし○○（子どもの名前）だったとしたら、同じように腹が立つわ、確かに。

（ここで「ごめん」などと謝らないでください）

このようなリスニングだけで、十分に受容と共感が成り立つのです。「ごめんね」とか謝ってしまうのは、子どもに本当に悪いことをしてしまったときだけです。必要のないときに**「ごめん」などと謝ると、受容と共感から逸れてしまって、逆に子どもに罪悪感をわかせてしまう可能性もあります。**

子どもは謝ってほしいのではなく、自分の気持ちをわかってほしいのです。自分に置き換えてみてください。夫にわかってほしくて話しただけなのに、「ごめん」で返されて納得しますか？　逆にわかってもらえなかった感じがして、ますますイラつきませんか？

私たち人間の脳は、共感ができる脳であり、共感を求める脳なのです。必要がないときに**ただ「ごめんね」と謝ってしまうことよりも、大事なのは「受容と共感」なのです。**

このあたりは、専門的な心理学やコミュニケーション学を知るとわかっていくと思いますので、機会があったら学んでみてください。

3　境界線を意識する

先ほどの例の子どもの台詞で「死んだほうがマシ！　お母さんはやらないからわからないんだよ！」というのがありました。メンタル的にもキャパ越えで、必死に付き添いをしているときに、こんなことを言われたら、悲しくて怒鳴り返したくなるかもしれませんね。

では、ここで言う「境界線を意識する」とはどういうことかを見ていきましょう。
まずは相手のネガティブな感情を知ると、私たちには相手を元気づけたい衝動がわいてきてしまいます。相手が苦しいときに、つい「頑張って」とか「気合いだ」とか言ってしまいがちですよね？　これはクセなので仕方がないのですが、相手が辛いときに励ますのは、実は逆効果なのです。

鉄則として覚えてほしいのは、「相手の辛い気持ちを変えようとしないこと」です。相手の感情は、相手の大切なプロセスなのです。

私たち人間の器は、楽しいことばかりで大きくなるのではなく、寂しさや辛さ、悔しさ、悲しさなどの痛みを通して深みを増していくものでもあるのです。

特に、親が我が子の辛い姿を見るのは、自分のこと以上に辛いものです。ついそこから救ってしまいたくなりますし、ネガティブな感情を感じている我が子を助けたくなってしまいますよね。

本当に子どもをネガティブなメンタル状態から助けたければ、相手の気持ちや人生にズカズカと入り込んで感情を取り上げ、ポジティブな方向に変えようとするのではなく、先ほどの「受容と共感」が大事なのです。相手の感情を良い方向に変えようとするのが「侵入行為」だと知ることは、とても大切なポイントです。

子どもの器が成長する機会を取り上げないであげてください。ネガティブな感情の体験は、子どもの人間性が深みを増す絶好の機会です。相手が「死にたい」「死んだほうがマシだ」と言ったときに、「そんなことを言うものじゃない」などと否定しないでください。

そんなことを言われたら、悲しいし、辛いし、怖いのもわかります。しかし、**子どもはこの言葉を使って何かをわかってほしいのです。**

受容する言葉として「死んでしまいたい気持ちなんだね」で十分ですし、この言葉は自死を承認していることにはなりません。次に共感として「こんなことがあったら死んでしまいたい気持ちにもなるよね」などと言えばいいのです。

考えてもみてください。死ぬほどの痛みや苦痛があるんですよ。死んだほうがマシと思うくらいは許してあげてほしいです。

子どもの気分が安定して、機嫌の良い別のときに、「苦しい治療に耐えているのに、お母さんは代わってあげられなくて辛い。お母さんにとってあなたに死なれるのは絶対に嫌で、耐えられないことなの」などと、何気なく伝えておけばよいと思います。

相手の感情を相手の領域に踏み込んで変えようとしないこと。境界線をイメージして相手の気持ち、感情の領域に入り込まない、入り込ませないこと。

ぜひ境界線の柵をイメージして挑戦してみてください。

4 保護者ができる専門的なこと

では次に、医療的トラウマの予防や実際に症状が出てしまった後のために、保護者の立場でもでき得ることを紹介していきましょう。

治療行為の同席(リソースの確保)

日本では、検査や注射などの医療処置の際に、子どもが親から引き離されてしまうことが多いですが、ぜひ医療機関と交渉して同席してください。特に麻酔をする際には、眠ってしまうまで親がそばにいて手をつないでいるなどのサポートをしてあげてください。

麻酔も交感神経優位のままで受けてしまうと、神経生理学的に医療的トラウマになってしまうので、**麻酔は絶対に安心している副交感神経系の腹側迷走神経系が優位な状態で受けられるように工夫してください。麻酔で眠ってしまう前に「頑張ってね」ではなく、「目が覚めたら、また後で会えるから待っているね」**と声をかけることでも、子どもは安心します。

注射でも検査でも、交感神経系が優位になってしまって当然なので、少しでも副交感神経の腹側迷走神経系が交感神経系を迎えに行って自己調整できるように、神経の調整のサポートをしてあげましょう。

注射や検査のときに腹側迷走神経を優位にしておくのは難しいので、せめて安全だと思える人やものをそばに「リソース（資源）」として置いておくことをお勧めします。お気に入りのぬいぐるみでもよいので、これもぜひやってください。

また注射などは、針を見ていたいか、怖いから見たくないかを予め本人に確認して、選択させてあげることも効果的です。さらに、実際に注射をするときに保護者が抱っこした体位で受けることも、神経系にとって安心する効果があります。大きくて抱っこが難しければ、どんな体位で受けたいかも相談して**本人に選択させてあげてください。**

内容によっては、医療スタッフに理解と協力をしてもらってください。医療的トラウマに少しでもならないための予防です。自信を持って子どもを守ってあげてくださいね。

もし医療スタッフにまったく理解を示してもらえないようでしたら、この本を読むように紹介してあげるのも良い方法かと思います。それでもダメでしたら、転院も考えましょう。医療的にトラウマにならないような人材や環境のほうが、治療効果にも良い影響を与えますから。

気を逸らせることを話し合って実行する（ディストラクション）

次に、保護者ができることとして、子どもが医療行為への恐怖心を少しでも逸らせるものを予め話し合って準備することをお勧めします。

アメリカのCLS（チャイルドライフスペシャリスト）やイギリスのHPS（ホスピタルプレイスペシャリスト）は、こうした介入を「ディストラクション」と呼んで、専門的に行っています。

ディストラクションとは、医療的な処置の際に子どもの気を紛らわすことです。これは専門家の仕事でもありますが、保護者でも十分に可能なことです。

例えば、父親が子どもを抱っこして処置を受ける間、母親がこのディストラクション、つまり気を逸らすようなことを提供するのも可能だと思います。このときに必死に逸らそうと激しくやってしまうと、逆に交感神経系が優位になってしまうので、気をつけてくださいね。

大好きなアンパンマンのパペットで話しかけてもいいですし、終わった後に片付けが必要ですが、シャボン玉をやって見せるのも、あえて紙芝居を読んでもいいですよね。子どもが大好きなもので工夫するのが効果的だと思います。

説明をする（プレパレーション）

予防のところで紹介したプレパレーションですが、ここでは大切な子どもへの説明として準備するのもお勧めです。これももちろん専門家から受けるほうがよいですが、保護者でもできる場合があるので、方法を紹介しますね。

絵や写真を使って説明ブックをつくる

絵の得意な保護者はご自身で挑戦してみてください。ちなみに絵は上手でなくても、ある程度の形がわかれば、子どもには伝わります。

それでもまったく絵に自信がない人は、雑誌からの切り抜きでもいいです。一番のお勧めは、ネットの画像検索で選んで印刷し、切り抜く方法です。１００均のお絵描き帳や画用紙でいいので、そこに描いたり貼ったりして、子どもの疾患や治療に関する説明ができるようにつくります。

ドクターからの説明をそのまま絵や画像にしても、子どもは理解できません。本来なら病院に専門家を置いて、子どもにわかるように、年齢に合わせて個別に説明するのが理想的ですが、日本の病院での常駐はまだ数が少ないですから、保護者ができることも意外に

［絵を使った説明ブックの例］

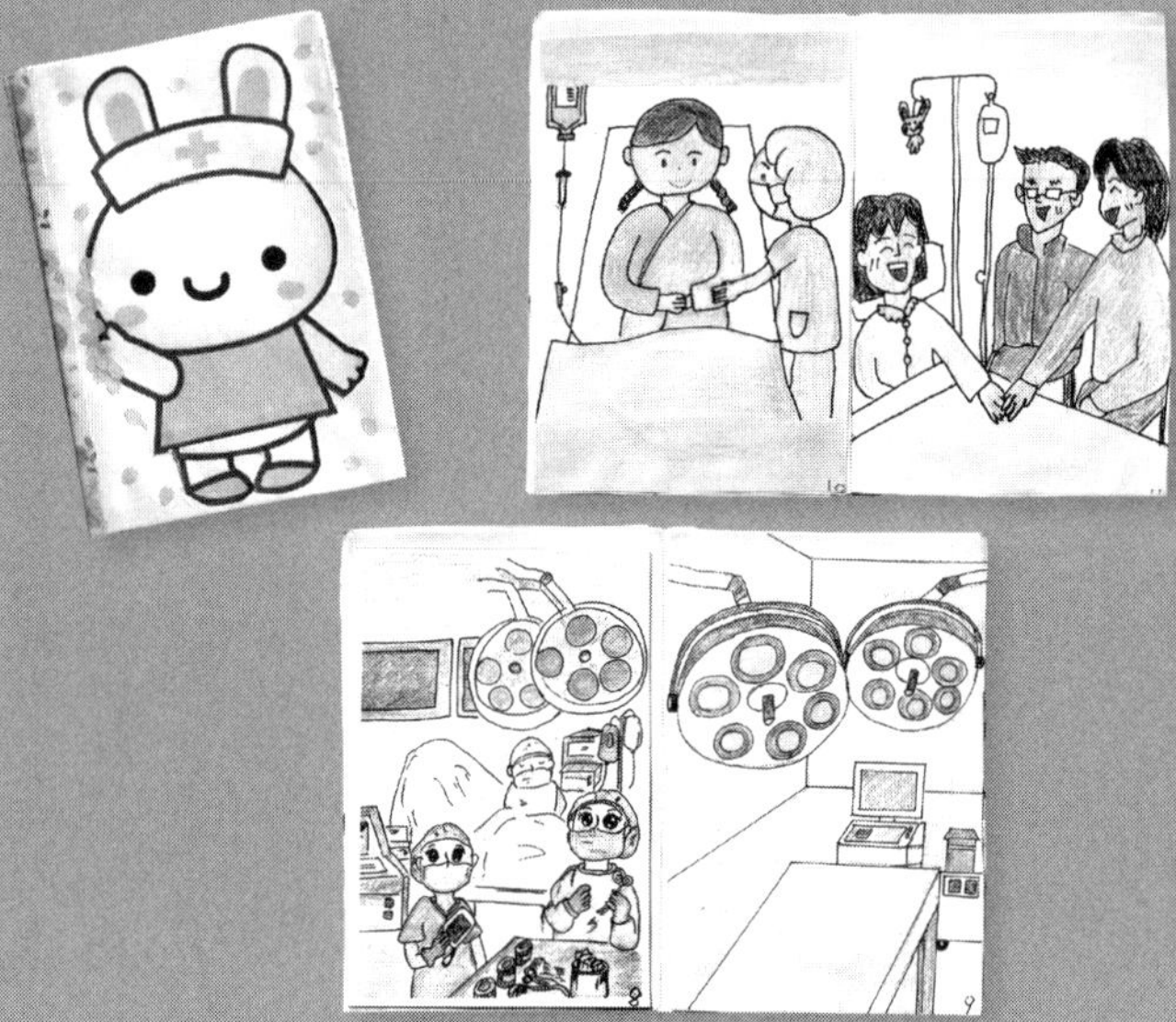

あると思います。

例えば、好中球の数は健康な人はどれくらいで、好中球はどんな働きをするためにいるのか、また数を調べる検査はどんなことをするのかなど、要所要所のポイントとなる絵や画像などを描いたり貼ったりして説明するのです。

子どもは子どもなりに理解すると、必要以上に怖がらなくなりますし、積極的に検査などに興味や関心を持ちはじめることもあります。子どもの力を信じてみてください。本当に驚くほどの柔軟性と力がありますから。

保護者ができる自律神経系の調整

ここでは、小児がんなどで治療中のお子さんを持つ保護者ができ得る自律神経系の調整方法をいくつか紹介します。

呼吸法

怖くて緊張するような医療行為の前に、呼吸法で自律神経系を調整することが可能です。

まず、子どもが好きな触感のぬいぐるみや、お気に入りの毛布などでもいいので、触感の良いものを子どもに抱っこさせます。そして、その触感を感じたときにどんな感じがするかを質問してください。「ふにゃ〜って感じ」と言うかもしれませんし、「気持ちいい〜」と言うかもしれません。

次に、その感覚を味わう時間を与えてあげてください。子どもが言った言葉を一緒に繰り返して味わうのも効果的です。「ふにゃ〜だね〜」とか「気持ちいいね〜」など、同じ言葉を使います。

そして、その状態のまま、呼吸法に入ります。

最初は「吐く7」でゆ〜っくり吐きます。そして少しの間、呼吸を止めて、そのまま静かにしています。その後に「吸う3」で息を吸います。

苦しくなって笑っちゃったら、その笑いも一緒に楽しんでください。ふざけてもいいんです。おふざけは笑いを生むので、神経系にとってはとても効果的です。幼くておふざけが多い子どもは、情緒が発達していますし、それ自体が脳に良いことなのです。

イライラするときもあるかもしれませんが、苦しい治療の間にふざけるのは、副交感神経系の腹側迷走神経に良いので、痛みを緩和すると考えて許容してほしいと思います。

保護者用のホリスティックメディカルタッチ

ここでは、保護者用として応急処置的なタッチを紹介したいと思います。

例えば、医療処置の際に激しく泣いたまま処置を受けてしまったとか、フリーズ（凍りつき）で能面のように表情筋をピクリとも動かさずに処置を受けたなどという場合は、ぜひとも神経系に起こったトラウマのケアを行ってあげてください。

そのままにしてしまうと、眠りの質が下がったり、子どもなのに睡眠薬漬けになったり、イライラしてかんしゃくが増えたりしてしまう可能性があります。こういった症状は、性格でも育て方でもなく、神経系からの反応になります。

タッチについては、特許庁から商標登録権も得ていますし、ＨＰもあるので、検索してもらえばわかると思います。

このタッチの目的は「自律神経系のバランスを本人の神経系が調整して整えるのをサポートすること」になります。このタッチを行って自律神経系のバランスが整ったら、自然と全体に良い影響が起こるようになります。

自律神経系のバランスが良ければ、当然睡眠の質も良くなりますし、分泌ホルモンも正常化していきます。呼吸も安定してきますし、そうなれば酸素供給も良くなるので、自然現象として身体も楽になっていきます。

別に魔法でもトリックでもないのです。私たちの生命は自律神経系で維持されていますよね。心臓を動かすのも、呼吸も、血液を流すのも、酸素の分配も、消化も、睡眠も、必要なホルモンを必要なときに出しているのも、全部そうですよね。

私たちの身体の仕組みに無駄はなく、実に精密につくられていて機能しています。私はアメリカで解剖生理学を学ぶため、実際にメスを持って解剖に挑み、すべての器官や組織を実際に目で見たときに、人間の身体は叡智に満ちていると、涙が出るほど感動したのを覚えています。

タッチすることで、なぜ相手の身体の神経までが反応するのかに関する詳しい研究はまだですが、量子力学的に粒子から考えることも可能でしょうし、波動医学でも説明は可能

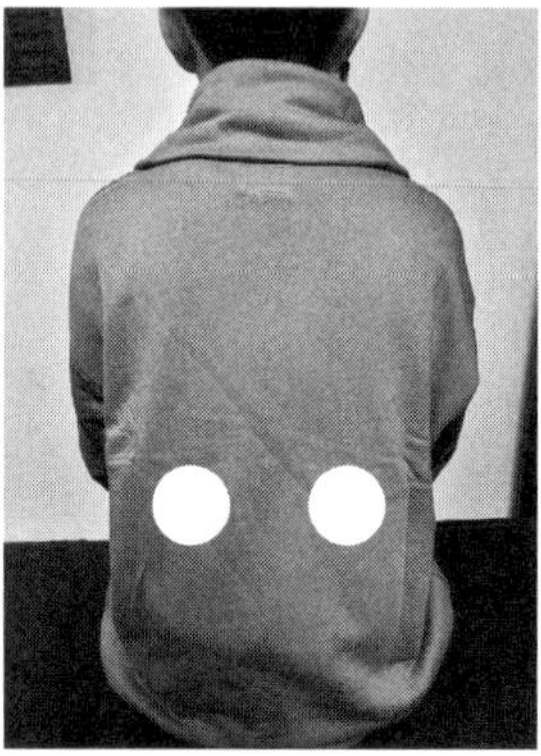

副腎と腎臓の位置は、おおよそ丸印のあたり。

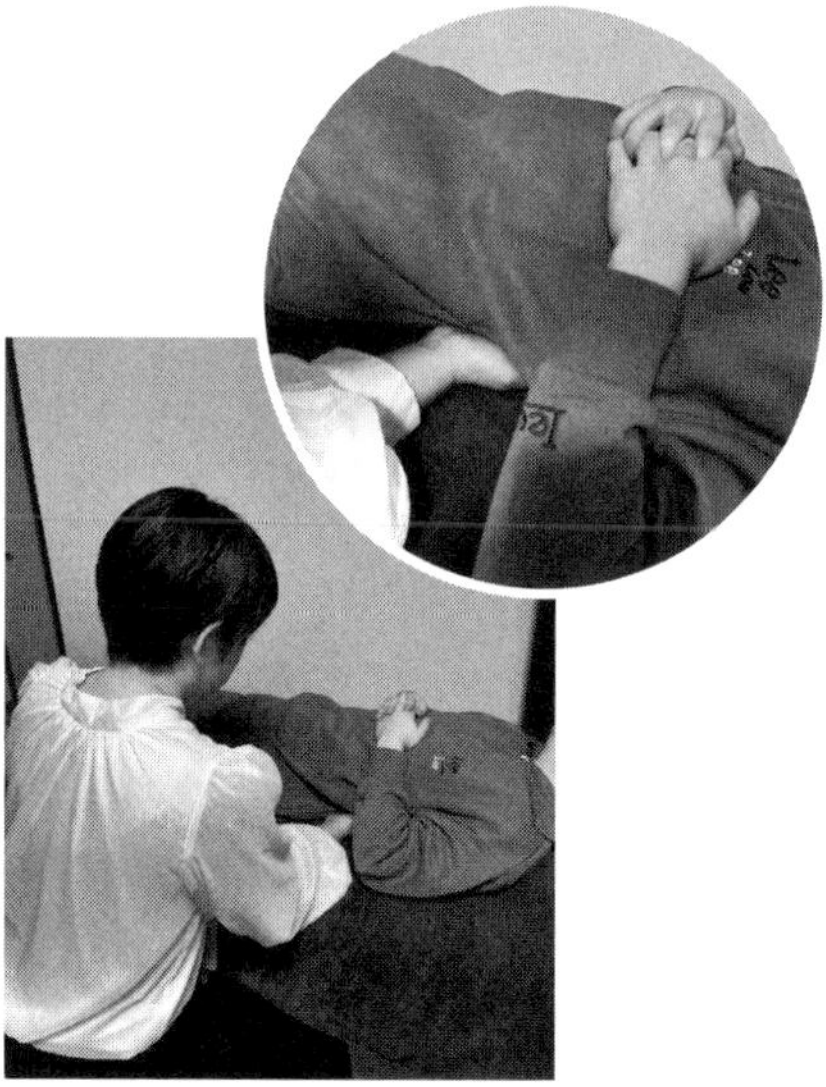

写真のように、手のひらを腰のあたりに挟み込んでタッチする。

だと思います。先に紹介したミラーニューロンでも説明がつくかもしれません。

タッチの効果に関しては、今後も研究を続けていきたいと思っています。実際にやってもらうと、その効果がわかるかと思います。もしわからない場合は、神経系でフリーズ（凍りつき）や解離状態が長いのかもしれないので、諦めずに続けてみてください。

実際の方法は次の通りです。

①ベッドに仰向けに寝てもらう。
②腎臓と副腎のある場所あたりに手のひらを挟み込んで入れる（腰のあたり）。左右交代で15分ずつタッチする。

腎臓も副腎も2つあるので、左右両方とも交代して同じ時間で同じようにタッチします。タッチする側は、前ページの写真を参考に、相手の身体にある実際の腎臓と副腎の位置をその場所にイメージし続けます（インテンションと言います）。

副交感神経系の腹側迷走神経系の力を強めて自己調整力をつけるサポートですので、静かにタッチし続けて様子を見てください。お腹がぐるっと音を立てて動いたら、腹側迷走神経系が優位になった証拠でもあるので、歓迎してあげてくださいね。

タッチと並行して、呼吸も観察してみてください。きっと先ほどより深く呼吸が安定してきているのに気づくかもしれません。

自律神経系の副交感神経が優位になって落ち着くために、必然的に眠れるようになります。治療中の睡眠はその間に治癒力が上がるので、睡眠の質を上げることで間接的に治療に役立てることができます。

もしタッチをしているときに、身体が勝手に震えて動き出しても、驚かずに様子を見てください。もし痛みを伴う反応が出てもです。あまりに耐えられない痛みである場合は、触ると安心するような素材の毛布やぬいぐるみなどを触らせてください。焦らずです。

そのうちに神経系が自ら自己調整して腹側迷走神経系が優位になってくるので、それを待ちます。ミラーニューロンでの共鳴があるので、タッチする側は落ち着いて行います。

タッチする側の人は、自分自身の足の裏の感覚に意識を向けて、心と身体のエネルギーバランスを整えて「今ここ」の自分の感覚に気づくグラウディングをしたり、自分自身の腎臓や副腎の場所を意識したりすることも、共鳴を利用して子どもの神経系を同調させることに役立ちます。

腎臓と副腎の場所や形はネットで検索しても出てくるので、その場所をイメージして目処をつけていきます。子どもが仰向けに寝ているので、タッチする部分はベッドと腰の隙間あたりに手を差し込んで行います。腰のくびれあたりに目処をつけるとわかりやすいと思います。子どもが不安になっているときなどに行うと理想的ですが、これは寝る前に行っても効果的です。

ホリスティックメディカルタッチには、医療的トラウマの治療的な介入方法もありますが、さすがにそれは複雑ですので、トレーニングを受けた専門家にお願いしましょう。

この腎臓と副腎へのタッチだけを左右それぞれ15分ずつ、合計30分行うだけでも、子どものイライラが減っていくので、きっと驚くと思います。何度も書きますが、魔法でも奇跡でもなく、自律神経系はある程度、調整が可能なのです。

深呼吸しただけでも変化するじゃないですか？　メディテーション（瞑想）してもそうですし、鍼灸やマッサージ、アロマやホメオパシーなども自律神経系を変化させることができるでしょう？　目に見えることだけではないのです。星の王子様も言っていますが、大切なものは目には見えないのです。

自分の状態の認識とセルフケア

ここまで、受容と共感、境界線の意識、そして保護者ができることとして、自律神経系の調整タッチなどを見てきました。そしてここでは、このどれにも増して一番大切なものを紹介します。それは、疾患を持つお子さんのお母さん、お父さん自身の「心と身体の状態を認識すること」と「セルフケアすること」です。セルフケアの中には、ご自身に必要なサポートを与えてあげることも含まれます。

今置かれている状況がすでに普通ではないのですから、心も身体も参っていて当然なのです。それでも必死にやってこられていますよね。やるしかなく、ただただ必死なのでしょうが、その底力は尊敬に値します。その底力があるならば、自分自身の状態を把握して、可能な限り意識的にセルフケアすることをぜひ試みてください。

お母さん自身、お父さん自身がリラックスできることやホッとするためにできるお世話は何ですか？　ここで、私のクライアントさんで、お子さんが小児がんをお持ちの方々が実際にリストアップしたものを参考にしてもらいますね。

▦勇気を出して……

・付き添いを交代してもらう
・美容室に行く
・カフェでのんびりする
・ネイルケアを受ける
・アロママッサージやリフレクソロジーを受ける
・映画を観に行く
・占いに行く
・日帰り温泉に行く
・カウンセリングを受ける
・一人カラオケに行く
・同じ立場のお母さんたちと女子会をする

▦院内でも可能なこととして……

・自分の機嫌を取るために好きな動画を観る

・昼寝をしっかりする
・推し活をする
・ヨガをする
・自律訓練などの呼吸法をする
・日記をつける
・絵画や手芸をする
・何もしない時間をつくる
・お花を買って飾る
・香りの良いハンドクリームを極める
・何かの資格を取得する（通信制でも数回のスクーリング形式でも可）
・お母さんたちとタッチセラピーをし合う
・オーガニックの美味しいハーブティを飲む
・こっそりデリバリーして美味しいものを食べる

どんな些細なことでも構わないのです。付き添いという過酷な状況を乗り切るためには、普段のセルフケアをすることで自分自身のメンテナンスになります。ご自身の身体は自分の人生の乗り物ですから、しっかりメンテナンスしてあげる癖をつけてください。

前項でも書きましたが、**付き添う人の神経系は共鳴していくので、まずは自分というもののお世話をしてあげてください。**

飛行機に乗った際、酸素マスクが必要なときには、子どもより自分の酸素マスクを先につけるように指示されますよね。それと同じです。まずは「自分のお世話」です。

セルフケアで足りないときには、専門家の力を借りてください。助けを見つけて求めることも、自分のお世話です。

特に、第一子で生まれた長女、長男の方は、周りを大切にするスキルが神レベルで、ご自身を優先することに慣れていないので、わがままな感じがして居心地が悪いかもしれません ね。でも、それも育った環境からの影響の1つです。

メリットもあるので、治す必要はありませんよ。付き添いをする際には、自分を大切にケアする必要性に気づいて、ぜひ努力してみてください。第二子以降の方も末っ子でも、同じくセルフケアですよ。

第 8 章

予後におけるサポート

この章では、退院後に出る症状のサインや
学校や社会に復帰するための注意、
また自宅で受ける治療など、
予後に関するさまざまなサポートについて解説していきます。

1 予後のサイン

ホール博士が言うように、医療的トラウマの影響は処置の後に症状として出ることが多いので、退院後のフォローアップはとても重要になります。

実際、医療的トラウマの研究の中でも紹介したように、「医療的トラウマの心理学的な影響は臨床的な障害や副次的な危機があり、人生のすべての分野に影響を与えている」とされているので、関連しているとは気づきにくい症状でサインが出ている場合があります。

特に、大人と違って子どもは関連性を探ったりして自分の状態を客観的に把握するのが難しいので、なおさら気づかれにくくなります。

第6章の実例でも紹介した壮真くんのケースで、悪夢が特定の医療処置と関連しているとに気づくのは難しいと思います。また廉くんのケースでも、家の中でずっと抱っこして歩こうとしないというサインが、医療的トラウマと結びついているとわかるのも、壮真くんのケースと同様に難しいと思います。

このように、**人が出す症状というサインには、過去の何かが関連していることは、医療に限らずよくあること**なのです。

私たちトラウマケアの専門家は、アセスメント（査定）という名で、その人が意識できていないことであっても、症状や語られることの中から、その人のことを見極め、少しでも適切な介入ができるように第三の目を鍛えています。

悪夢の内容を聞いて、背景にどんなトラウマがあるのだろうか……。

不自然に急に出てきた症状の裏に、どんな体験が眠っているのか……。

「私は大丈夫ですから」という看板の裏に、どんな子ども時代があったのか……。

あっという間にフリーズ（凍りつき）できる神技の裏に、いつこんなにフリーズ力を鍛えたのか……。

このように、たくさんの疑問の中にたくさんの情報が眠っているのです。その体験のすべてに意味がありますし、現在の困っている何かに直結していることが多いのです。

ですから、**退院してからとか、病状が寛解してからなど、後になって何か不適応的な行動が見られることが多いので、子どもの予後のサポートはぜひ積極的にしてあげてほしい**と思います。

2 学校への復帰について

親として子どもが退院して最初に望むのは、学校に戻ることだと思いますが、実際にはすんなり行くことは非常に稀です。なぜなら、子どもは長期入院と度重なる苦痛を伴う治療を終えて、身も心もヘトヘトだからです。

可能ならば、治療していた期間と同じだけ、自宅でゆっくり休ませてあげたいものです。私も腎盂腎炎や帝王切開術で入院した経験がありますが、たった2週間の入院でも、生活リズムや社会生活全般を通常に戻すのに、同じく2週間程度かかりました。

骨折の後でも、通常に戻るには数ヶ月かかりますよね。まして抗がん剤治療の苦痛を考えると、猛毒に近い薬品を身体に入れて戦うのですから、想像しただけで大変です。

さらには、抜けてしまった髪の毛や浮腫んだ顔など、自分が受け入れるのも難しいことなのに、他人に晒すと考えると、毛布をかぶって引きこもりたくなっても不思議ではありません。

皆さんは簡単に学校に戻れると考えるかもしれませんが、実はとてもデリケートな問題なのです。

イジメの問題を神経生理学的な視点で見ると、人間の扁桃体には、危機をいち早く見つけて己の身を脅威から守る生存本能があります。この脅威の察知に関連するのですが、**人間の脳には、自分と同じものや似たものに安心を覚えるのに対し、自分と異なるものには危険を感じるというメカニズムがあるのです。**

なので、心は優しくてイジメなどをしない人間であっても、神経生理学的には、自分と異なったものに対して、深いところでは脅威を感じているのです。そしてさらに、自分と異なるものに脅威や恐怖を感じるので、逃げるか、闘うかの本能が作動したり、安心を得るために排除しようとしたりする行動が出るのです。

動物の行動学の中でも、弱ったものが捕食されてしまうことがありますよね。非常に残酷に感じるところですが、人間の中には、心の中で自分と異なるものに対して神経生理学的に脅威を感じても、前頭葉における冷静な判断や理性によって、仲良くしようとできる人というのも存在はします。

しかし、イジメの神経生理学的な理解で考えると、自分と異なるものに安心できないというのは、あって当然の反応なのです。ですから、とても悲しいことですが、治療によって容姿が変わってしまった子どもに対して、他の子どもたちや先生たちが、ある意味どうしていいかわからず、恐怖心を感じてしまうのは当然なのです。

ここで必要なのは、イジメてはいけないと直接教えることではなく、「知ることで安心する」ということです。このことを思い出してほしいと思います。

子どもは非現実的なことを信じ込んでいることも少なくありません。例えば、小児がんが感染すると勘違いしている子どももいるのです。子どもたちの疑問に答えることも役立ちますし、子どもたちに必要な内容だけを吟味して伝えていき、子どもたち自身の共感脳を使って、友達を思いやる気持ちが持てるような介入をしていくことも可能なのです。

何も介入せずにいきなり学校に戻っても、好奇な目で見られるだけですし、機能不全な家で辛い思いをしている子どもがいた場合は、弱ったクラスメイトを自分の受けている辛さを再現する意味で、イジメの加害を行うことでしょうから、恰好の餌食となってしまうでしょう。

アメリカでもまだ少ないそうですが、CLS（チャイルドライフスペシャリスト）が学校に雇用されているケースもあるようです。

こうした専門家は、小児がんなどに罹患して治療が始まり、学校を休む必要が出た段階で、その家族と相談し合います。

そして、治療後にクラスにすんなり戻るために、クラスに入って疾患の説明と治療のために髪の毛が抜けてしまうことなど、容姿に変化が起こることを予め説明したりします。

さらには、治療が終わって学校に戻る際にも、クラスメイトの不安や疑問に答えるなどして、偏見を持たずにサポーティブな姿勢で、治療から戻ってくる子どもを受け入れる体制を整えてくれるそうです。

日本では、まだここまでは難しいと思いますが、MCT（メディカルチャイルドセラピスト）は有料になりますが、学校への働きかけのサポートを仕事として行っていくことになります。

学校側も教育機関なので、メンタルのケアまでは教育分野の役割ではないため、学校復帰に関しては専門家の力を借りていくことが必要かと思います。

まずは本人の治療後の復帰のための前準備として、クラスメイトに心の準備をしてもらうことがイジメの防止にもなりますし、本人とも相談した上で、先生たちへの協力の依頼やクラスに直接説明のための時間を取ってもらうことなどが必要になります。

疾患の説明やイジメの防止のための工夫には、訓練を受けた専門家の子どもたちへの説明が役立つでしょう。MCTには、学校への「復帰プログラム」があるので、保護者が直接関わってやってあげたいと思う場合には、MCTの復帰プログラムを学ばれることをお勧めします。

3 訪問看護を受けるためには

小児がんなどで、長期にわたる治療を余儀なくされ、入院生活を終えて自宅に戻った後も治療が続く場合があります。自宅に戻ったからと言って、以前とまったく同じように活発に過ごすというのはほぼ不可能ですし、自宅でも看護の延長のような状況が続きます。

そういった状況下で、訪問看護でのサポートを受けるとよいのですが、受けるためには保護者自身がうつ病や適応障害、各種疾患など、何らかの医学的診断が出ているか、本人に点滴などの具体的な医療行為がないと受けることができないというのが現状です。

親御さんにも心身ともにサポートが必須な状況であるというのに、現実はなかなか厳しいものがあります。そのような中で、訪問でのサポートも活動の中に入っているのが、あとの章で紹介する「MCT（メディカルチャイルドセラピスト）」という医療的なトラウマに関して、専門的な知識を持ち、対応スキルのトレーニングも受けている専門家です。詳しいことはあとの章で説明しますね。

第 9 章

医療スタッフのケア

この章では、医療従事者サイドから見て、
抱えるストレスや受けるであろうトラウマに関して、
それをいかに対処して
自身の健康状態を維持するかについて語ります。

1 医療スタッフのストレス

フィラデルフィア子ども病院などがまとめたガイドの中には、医療スタッフのストレスに関して、以下のように提示されています。

「病気や怪我をした子どもやその家族と関わることは、職業上有意義で満足のいくものであるとした上で、しかし困難な心的外傷ストレス症状や状況を抱える子どもや家族を治療する医療提供者は、時に消耗したり、動揺したり、苛立ちを感じたりすることがある。これは特に仕事量が増えたり、個人的ストレスが高まったりしているときに当てはまるかもしれない。その結果として医療提供者は、こういった子どもや家族、他の医療従事者との衝突を経験したり、苦痛を軽減しようとするあまり、子どもや家族の問題を解決しようとしすぎてしまうことがある。複雑で困難な病気や怪我を持つ子どもや家族と接する際、医療提供者は以下のことを心がけることが推奨される」

その心がけることが、これになります。

・苦痛を感じている家族と接する際には、自分自身の感情的反応や苦痛に注意する

・自分の感情的反応について、他のメンバーや支援者に相談する
・悪影響の兆しが見えたら、セルフケア（リラクゼーション、運動、ストレス管理など）を増やす

こうしたことは医療従事者には大事ですよね。

また、ガイドにはこうも記されています。

「医療行為を受ける子ども本人やその家族だけではなく、医療を提供する側にとっても、トラウマとなり得る場面や状況は多くある。ホール博士やメイガンとメリッサも医療トラウマは医療従事者にも見られるものであり、ケアやサポートが必要だと言っている」

子ども本人やその家族同様に、PTSDの症状が現れた際には、専門家としていち早く自覚し、適切な治療やサポートを受ける必要があります。私のところにもドクターやナースなど、医療従事者の方々がセッションに訪れていますが、医療従事者にとっても医療的トラウマは深刻な影響を与えています。

2 専門家倫理

ＡＰＡ（アメリカ心理学会）では、我々心理援助職には専門家倫理が定められています。また、私はＣＳＰＰ（カリフォルニア臨床心理学大学院）を卒業しているので、ここで定められているアメリカの専門家倫理も課せられています。日本語訳にもなっている倫理の教科書は、私にとって今でも頻繁に開いて読んでいる大切なバイブルでもあります。

この倫理の中には、「援助職に就いている専門家は、切磋琢磨し、自分の専門家としての質の向上に努めること」と書かれています。また、「自分に常にベクトルを向け、内省し、必要なケアや指導を受けること」とも書かれています。

倫理以外にも、私の海外の一流の恩師たちは、みな揃って「自分の癒しと学びは一生である」と言います。

このように、私たち専門家は自分というものが専門のツールになるので、自分という入れものをメンテナンスしながら、心も身体も良い状態に保っておくことは責任であり、義務であると言われています。

そういった意味を含めて、子どもの医療に携わるすべての大人、医療従事者が自分自身の質の向上や心身の健康の維持などに、責任を持つ必要があると思います。

日本では、まだまだ弱音を吐くことに抵抗がある人もいますが、いい仕事、質の良い愛ある対応ができる人間ほど、カウンセリングやセルフケアに積極的に取り組んでいると思います。

自分のトラウマからくる認知の歪みや被害妄想的な思考、神経系からくるトラウマ反応などが仕事や人間関係に影を落とすのではなく、そこに向き合ってこそ見える相手への配慮や自分への承認、生きやすさを自分のものとして、医療に従事し、子どもたちやその家族を健全に気持ち良くサポートしたいものです。

第10章

ＭＣＴ
（メディカルチャイルドセラピスト）

この章では、私たち
「MCT（メディカルチャイルドセラピスト）」という
医療的トラウマの予防と治療の専門家の位置づけや
仕事内容について解説していきます。

1 CLSやHPSとの違い

現在、医師と看護師以外の子どもの医療支援資格としては、世界に2つあります。

1つはアメリカが母体のCLS（チャイルドライフスペシャリスト）という資格で、日本では2022年の段階で49名が活動しているそうです。CLSは、アメリカに行って数年間、英語で学ぶ必要があって、それが日本でまだ人数が少ない理由だと思います。

もう1つは、イギリスにHPS（ホスピタルプレイスペシャリスト）という資格があって、日本では静岡短期大学の社会人コースでも学ぶことができます。CLSと比較すると期間も短く、日本語で学べるのがメリットでしょう。

CLSもHPSも病院に雇用されることで活動することが可能なので、病院自体に先見の目を持った医療スタッフがいて、子どもの医療にこういった専門家が必要であるという知識を持ち、理解していることが大前提になります。

私はテキサスのデル子ども病院にCLS研修で行った際に、何もかもが日本の小児病院と違いすぎて、目から鱗が落ちました。素晴らしいスタッフがいて環境も良く、子どもたちに適切で手厚いサポートを提供していました。この病院では、医療行為の際に気を逸らすようなディストラクション、病気や治療法の説明をするプレパレーションはもちろん、子どもとの信頼関係を結んで遊んだり、アートセラピーや音楽療法を行ったりなど、積極的に関わりを持っていました。

それでは、ＣＬＳ、ＨＰＳと私が活動しているＭＣＴ（メディカルチャイルドセラピスト）との違いは何でしょうか？

一言で表すなら、**ＭＣＴは「医療的トラウマの予防と治療」が仕事のメイン**であるということです。

ＣＬＳもＨＰＳも心理セラピストではないので、医療的トラウマの治療は専門外ということになります。私たちセラピストは、トラウマの予防と治療がメインなので、似たようではありますが、違う職種なのです。

ディストラクションは病院同行の依頼があった場合に提供し、プレパレーションなどはセラピールームで提供しています。医療行為の後や退院後に、ＰＴＳＤ、ＰＭＴＳの症状が出てしまった場合には、トラウマの治療を行います。家族セラピーやグループセラピーなど、疾患を持つ子どもを中心に、その周りの両親、きょうだいなどにもトラウマのケアや必要なサポートをしています。

ですので、基本的に個人セラピストとして依頼があった場合に、専門的なサポートを有料で提供しているということになります。では、そのMCTの仕事について紹介したいと思います。

2 MCT（メディカルチャイルドセラピスト）の仕事

特許庁で商標登録権も得ているMCT（メディカルチャイルドセラピスト）の仕事のベースは、「医療的トラウマケアの専門家」という枠組みとなります。

具体的には第4章の治療的介入のところにも書きましたが、カウンセリング、プレイセラピー、家族療法、ホリスティックメディカルタッチ（HMT）、グループ療法、グリーフケア、予防としてのプレパレーション、学校への復帰サポート……といったものが活動のメインです。

本部は北海道にあって、そこには自由診療の小児科と精神科のクリニックが併設されています。そこを中心にして、国内外の専門家の先生たちの授業とトレーニングを受けたセラピストたちが個人開業をして、クリニックと連携しながら貢献してくれています。

基本的には、セラピールームや私のように出張先のホテルに予約時間に来てもらってのセッションになりますが、ケースによっては病院への同行、訪問セッションなどに対応しているセラピストもいます。

医療的トラウマに直接対応しているＭＣＴの数はまだ少ないですが、今後はさらに専門家が必要になると感じています。そして、日本での原発事故の問題や世界的に広がる昨今のワクチン問題など、今は大きく闇深い問題がある時代ですが、子どもの疾患の数の多さを考えると、医療的トラウマの問題も認識されないまま、水面下で広がっている可能性があるとも感じています。

人混みが怖くなって家から出られなくなってしまった、学校に行けなくなってしまった、パニック障害を発症してしまった、引きこもってリストカットをするようになった、興奮しやすくなった、集中力が落ちた、不安症で自信がない、キレやすいなどなど、子どもが出す症状というサインには、非常に複雑なトラウマが潜んでいる可能性があります。

私は、こういったサインの裏に、実は医療的トラウマが潜んでいて、そのことに気づいて必要なケアをすると、行動に変化が起こるという事実をたくさん見てきました。

私個人の考えとしては、自分自身が小児がんに罹患して過酷な治療体験を子ども時代にした本人やそのご家族、またはお子さんを小児がんで亡くしてしまったご家族が、一番この仕事に向いていると思っています。

それはなぜかを説明しますね。メンタルケアの世界には、ピアカウンセリングというものがあります。これは、同じ経験を持つ仲間たちが相談し合って互いに支え合うことを目的としたカウンセリングを指します。同じ経験を持つ者同士というのは、本当に深い共感をもたらして、わかってもらえたと感じて安心できるものです。ピアカウンセリングには、こうした効果的な側面が多くあるのです。

ですから、この同じ経験を持っているという要素があって、さらに医療的トラウマというまだ日本に概念が広がっていない新しいものの知識を得てそれを理解し、専門的なサポートができる人間が行う支援は、必ず素晴らしい価値を持つと私は思っています。

現在、実際にお子さんが小児がんを経験している母親で、私の教育を受けている2人の弟子がいるのですが、その2人に「小児がんサポートセンターJapan」の代表と副代表を任せています。

これからはこの2人のように、実際に小児がんの問題を身近に経験した人にMCTになってもらい、医療的トラウマの影響で不適応を起こして、子どもも親も困っているケースを少しでもサポートできるようになることを願っています。

医療的トラウマのケアを専門的に行えるようになるには、臨床心理学、カウンセリング学、脳神経生理学、解剖生理学、発達心理学、家族力動論、乳幼児精神心理、児童精神心理、思春期心理、プレイセラピー、ホリスティックメディカルタッチなどなど、学ぶ分野は果てしないものです。

それでも、本物の質の高いケアを提供するために、将来的に医療的トラウマの専門分野で貢献したいと考える人を発掘して、学べる場を提供していくことが、私の晩年の使命の1つとも思っています。

現在、ホリスティックメディカルグループ内の小児科と提携しているＭＣＴ（メディカルチャイルドセラピスト）については、小児がんサポートセンターJapanのＷＥＢサイト(http://syonigan-support.com/)をご参照ください。

ＭＣＴ（メディカルチャイルドセラピスト）は、第1章で紹介した視覚・触覚・味覚と嗅覚・動き・聴覚などの詳細な感覚のどこがどのくらい過敏で繊細なのか、または逆なのかを検査する「感覚プロファイル検査」を実施できるトレーニングも全員受けています。

おわりに

今回は小児における医療的トラウマについて書かせていただきましたが、医療的トラウマはすべての年齢、すべての医療であり得るのが現状です。

実際に、私のところには、ある医療行為の後に、どことなく調子が悪くて気分がすっきりしないという主訴で来る人が結構います。

そして、その特定できない不調の裏に、数年前の医療的トラウマが隠れていて、本人にまったく自覚がなくても、そこをセラピーで扱ったら、症状が消失したり、緩和されたりして、行動範囲が広がるという現象を私はたくさん見てきました。

また、最近多いのが深刻な頭痛に悩まされている人たちです。ＭＲＩなどで検査をしても重篤な原因は見当たらずに、頭痛のたびに薬でしのいでいる人たちの訴えの背景に、医療的トラウマとなるような些細なことが隠れていることがあります。

当然セラピーで扱っていくと、頭痛が起こりにくくなって、気がついたら1年以上薬を飲まなくなっていたなんていうケースもあるほどです。実際にロキソニンなどの薬は、一時的に頭痛は治すけれど、ロキソニン頭痛という薬の影響で起こる別の頭痛があると言われるほどです。

どうしてものときに薬に頼るのは仕方がないとしても、一番良いのは頭痛が起きないで快適に暮らせることですよね。

特に機能不全家族で育ったり、逆境的小児期体験があったり、アダルトチルドレンだったりすると、心理的なトラウマからも頭痛を持ちやすいですし、医療的トラウマのリスクも高いということなのですから、大変ですよね。

アメリカも日本もこういう人たちは全体の80%とのことなので、かなりの割合でメンタルや体調不良を感じている可能性がありますよね。

昨今はワクチンの問題もあって、突然死だけではなく、さらに多くの不調者がいることをこの仕事をしていて強く感じています。

幸いにも、私のことを見つけて予約をしてくださるのは、苦しみながらも、自分自身を見捨てず、自分の過去やトラウマに向き合ったりして、自分に残された人生を少しでも快適に生きていこうと思っている人たちばかりです。

この仕事をしていると、来所する個人だけではなく、その人の家族全体との長いお付き合いになっていて、私はその家族の進化、成長におけるマラソンの伴走者のような立場だと感じています。

クライアントさんの幼かったお子さんが結婚し、赤ちゃんを産み、その赤ちゃんのセラピーもさせていただいたりして、その祖父母さんも加えて、3世代、4世代で来所してくださる人たちも多く、感慨深い思いがあります。

いらっしゃったご家族に笑顔が増えて、彼らが人生に豊かさを見つけて生きている姿を見ることで、私自身が豊かな気持ちになれています。

医療であっても、生育歴の中であっても、トラウマからの影響でPTSDを持ってしまうと、性格というよりは、自律神経から神経生理学的に影響が起きて、パニックなどのさまざまな症状を呈することがあるので、安心、安全で質の良い専門家を見つけてつながっていくことを強くお勧めします。

トラウマの宝庫だった私や私のお弟子さんたちの人生が、こんなに幸せで心が豊かに生きていられるようになった事実を皆さんにも知ってほしいと思います。

そして、本文にも書きましたが、辛い経験を持っていても、自分のトラウマに向き合い、それを癒やしてきた方々にこそ、専門の学びを経た上で、同じような人たちのケアをしてもらいたいと思います。私はそれが一番効果的だと感じています。

ですから、この本を読んだ方々の中で、私のような仕事をして、多くの人に貢献してくださる人材が1人でも多く現れることを祈って、終わりにしたいと思います。

今回の出版に関しては、英語文献の検索や口頭翻訳などで力になってくださった翻訳家・通訳者の喜多理恵子さんと、医療的トラウマを日本にも情報提供するチャンスをつくってくださった現代書林の萩原敏明さん、小野田三実さんに、この場を借りて感謝申し上げます。

ファミリーチャイルドカウンセリング&クリニック 代表
小児がんサポートセンターJapan 理事長
阿部ゆかり

参考文献（順不同）

- 武井麻子著『「グループ」という方法』医学書院
- ピーター・リヴァイン、マギー・クライン著、浅井咲子訳『子どものトラウマ・セラピー』雲母書房
- デブ・デイナ著、花丘ちぐさ訳『セラピーのためのポリヴェーガル理論』春秋社
- ステファン・W・ポージェス著、花丘ちぐさ訳『ポリヴェーガル理論入門』春秋社
- スタンレー・ローゼンバーグ著、花丘ちぐさ訳『からだのためのポリヴェーガル理論』春秋社
- キャシー・L・ケイン、ステファン・J・テレール著、花丘ちぐさ、浅井咲子訳『レジリエンスを育む』岩崎学術出版社
- ステファン・W・ポージェス、デブ・ディナ編著、花丘ちぐさ訳『ポリヴェーガル理論 臨床応用大全』春秋社
- 花澤寿著『ポリヴェーガル理論からみた精神療法について』千葉大学教育学部（２０１９）
- 土井脩『薬事・温故知新』陣痛雨促進剤における子宮破裂・胎児仮死（２０１２）
- 浅井咲子著『「今ここ」神経系エクササイズ』梨の木舎
- 友田明美著『子どもの脳を傷つける親たち』ＮＨＫ出版

参考文献

- 友田明美著『いやされない傷』診断と治療社
- 友田明美著『親の脳を癒せば子どもの脳は変わる』ＮＨＫ出版
- Michelle Flaum Hall, Scott E. Hall『Managing the Psychological Impact of Medical Trauma』Springer Pub Co
- Alfred P. Kennedy Jr, Romeo C. Ignacio, Robert Ricca『Pediatric Trauma Care』Springer Nature
- Meghan L. Marsac, Melissa J. Hogan『Afraid of the Doctor』Rowman & Littlefield Publishers
- CPTS center for pediatric Traumatic Stress, The Children Hospital of Philadelphia Hope lives here, NCTSN The National child Traumatic Stress Network, FOR HEALTH CARE PROVIDERS
- Alice M Graham Maternal Cortisol Concentrations During Pregnancy and Sex-Specific Associations With Neonatal Amygdala Connectivity and Emerging Internalizing Behaviors
- Adapted from: http://www.acestudy.org/files/ACE_Score_Calculator.pdf, 092406RA4CR
- 文部科学省ＨＰ『子どもの心的外傷』
https://www.mext.go.jp/a_menu/shotou/clarinet/002/003/010/005.htm

その症状《しょうじょう》、医療的《いりょうてき》トラウマの影響《えいきょう》かも!?

2024年 7月31日 初版第1刷

著 者――――阿部《あべ》ゆかり

発行者――――松島一樹

発行所――――現代書林

〒162-0053 東京都新宿区原町3-61 桂ビル
TEL 03(3205)8384(代表)
振替 00140-7-42905
http://www.gendaishorin.co.jp/

ブックデザイン――――藤田美咲

オビイラスト――――スミ マミ(PIXTA)

印刷・製本 ㈱シナノパブリッシングプレス
乱丁・落丁本はお取り替えいたします。

定価はカバーに
表示してあります。

ISBN978-4-7745-2020-9 C0011